ÉTUDE CRITIQUE

SUR LA

DYSMÉNORRHÉE MEMBRANEUSE

Paris. A. Parent, imprimeur de la Faculté de Médecine, rue Mr-le-Prince, 31.

ÉTUDE CRITIQUE

SUR LA

DYSMÉNORRHÉE MEMBRANEUSE

PAR

LE Dr JULES TROQUE

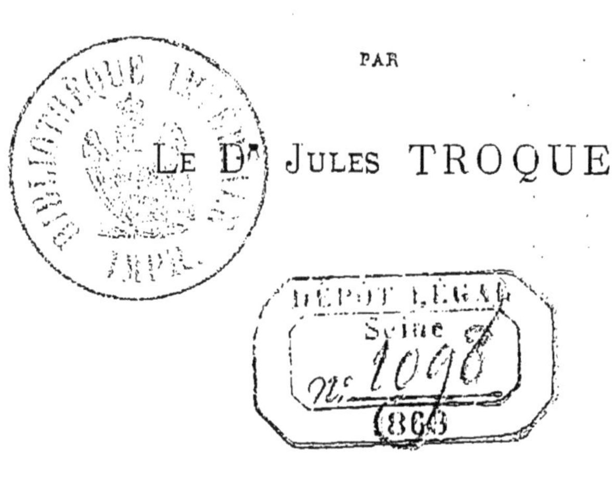

PARIS

A LA LIBRAIRIE SCIENTIFIQUE DE M. MARQUIS

14, RUE MONSIEUR-LE-PRINCE, 14

1869

ÉTUDE CRITIQUE

SUR LA

DYSMÉNORRHÉE MEMBRANEUSE

INTRODUCTION ET PLAN DU SUJET

En choisissant pour sujet de notre thèse la dysménorrhée membraneuse, nous avons eu pour but d'étudier un phénomène morbide complexe dont la description est souvent obscure, parfois incomplète dans la plupart de nos traités classiques. Les difficultés nombreuses qui entourent cette étude nous ont paru tenir surtout à la confusion établie dans l'esprit des gynécologistes entre des affections offrant entre elles certaines analogies, mais présentant dans leur nature des différences trop notables pour qu'il ne soit pas utile de les distinguer et de les décrire à part. En présence des assertions contradictoires, et des opinions divergentes de la plupart des auteurs qui ont mentionné cette forme spéciale de dysménorrhée, nous avons cru ne pouvoir mieux faire pour élucider certains points obscurs ou contestés que de recueillir les différentes observations relatives à notre sujet, c'est leur analyse attentive et minutieuse qui nous a servi de guide dans nos recherches et qui servira aussi de base à notre description.

Malheureusement les faits que nous avons réunis sont

trop peu nombreux et pour la plupart trop peu détaillés pour nous permettre de présenter ici une étude complète d'un sujet, que, malgré nos efforts, nous n'avons pu qu'effleurer. Nous croyons cependant que notre travail pourra offrir un certain intérêt à cause de la nouveauté même du sujet, et nous espérons qu'il présentera quelque utilité en éveillant l'attention d'observateurs plus compétents et plus habiles sur cette affection encore imparfaitement connue.

Avant d'entrer dans l'examen de cette maladie, nous présenterons quelques considérations historiques relatives aux phases diverses qu'a subies son étude et qui constitueront notre premier chapitre.

Pour bien comprendre les phénomènes morbides qui accompagnent la dysménorrhée membraneuse, nous croyons nécessaire de présenter quelques considérations générales sur l'anatomie et la physiologie normales de l'utérus, en empruntant une partie de notre description aux intéressants travaux des physiologistes modernes. Ce n'est en effet qu'après avoir examiné les divers actes de la fonction menstruelle que nous pourrons interpréter sainement ses troubles et ses anomalies.

Ces remarques préliminaires feront l'objet de notre second chapitre, et nous étudierons ensuite l'anatomie et la physiologie pathologiques de la dysménorrhée membraneuse, pour terminer enfin par une étude clinique qui comprendra la description de ses symptômes, son diagnostic différentiel et l'énumération des différents moyens proposés pour la combattre.

CHAPITRE PREMIER.

DÉFINITION ET HISTORIQUE.

La dysménorrhée membraneuse est une forme spéciale de la menstruation douloureuse et difficile ; elle ne doit pas être considérée comme une affection idiopathique, car elle n'est que l'expression symptomatique d'une altération des organes génitaux, le plus souvent liée à une affection catarrhale ou inflammatoire de l'utérus.

Les deux termes de sa dénomination impliquent déjà l'idée de deux éléments distincts : le premier est constitué par des troubles dysménorrhéiques ; le second, qui caractérise la maladie et la différencie des autres modalités des troubles menstruels, est relatif à l'expulsion d'un produit membraneux à chaque époque cataméniale. Ce produit, dont la nature est longtemps restée ignorée, peut être constitué dans quelques cas très-rares par une fausse membrane d'origine inflammatoire; la dysménorrhée dans ce cas est dite *pseudo-membraneuse*. Dans d'autres cas, au contraire, bien plus fréquents, la dysménorrhée s'accompagne de l'exfoliation totale ou partielle de la tunique interne de l'utérus et de son expulsion ultérieure, soit en masse, soit sous forme de fragments. C'est à cette dernière que nous réservons le nom de *dysménorrhée membraneuse ou exfoliante*, et c'est elle qui fera le principal objet de notre étude.

Nous n'avons pas l'intention de présenter ici les nombreuses dénominations qui ont été appliquées à la dysménorrhée, une aussi longue terminologie serait fastidieuse, et du reste peu utile pour notre sujet.

Les formes de dysménorrhée admises par les auteurs et désignées sous le nom de *dysménorrhée congestive* (Ashwell), *hémorrhagique* (Gendrin), *hystéralgique* (Sauvages), *mécanique* (Mackintosh), *ovarienne* (Simpson), *nerveuse* (Courty), s'appliquent toutes aux mêmes troubles menstruels et n'en diffèrent que par des caractères, en général, peu importants; mais il n'en est pas de même de la dysménorrhée membraneuse qui présente dans son processus et dans ses phénomènes, d'importantes particularités que l'on ne trouve pas dans les autres troubles dysménorrhéiques.

Son étude est de date récente et l'on peut même dire qu'elle n'est réellement connue que depuis 1846. C'est à cette époque, en effet, que parurent les importants travaux de Simpson et d'Oldham, et c'est à eux que revient l'honneur d'en avoir présenté la première description complète. Il est vrai que depuis longtemps déjà l'attention des médecins avait été fixée sur l'excrétion de certains produits membraneux venant de l'utérus, mais les deux auteurs anglais que nous venons de citer ont eu le mérite de préciser les phénomènes morbides qui accompagnent l'expulsion de ces produits, et Simpson est le premier qui en ait déterminé la nature.

L'histoire de la dysménorrhée membraneuse ne date que de cette époque, et il nous paraît inutile d'insister sur les diverses observations que l'on trouve éparses dans les auteurs anciens et qu'on a voulu considérer comme des cas de dysménorrhée membraneuse. La plupart de ces faits nous ont paru si incomplets qu'il serait difficile d'y retrouver une analogie suffisamment frappante avec le sujet de notre étude pour nous autoriser à les reproduire. Nous croyons que la plupart de ces cas se rapportent à des affections tout à fait étrangères et qu'ils devraient bien plutôt être rangés parmi des exemples de polypes utérins, de môles hydatiformes ou d'avortements.

Nous en exceptons toutefois une obervation de Morgagni, consignée dans sa quarante-huitième lettre, qui nous paraît se rapporter bien évidemment à la dysménorrhée membraneuse. La description, en effet, que donne cet illustre observateur est d'une telle exactitude que l'on ne peut concevoir de doute sur la nature des produits membraneux dont il y est question, et malgré l'absence des moyens d'investigations que nous possédons aujourd'hui, les caractères assignés au produit expulsé, montrent clairement qu'on avait affaire dans ce cas à la muqueuse utérine. Cette observation renferme, en outre, d'intéressants détails pathologiques, et nous croyons utile de la reproduire ici, car nous aurons l'occasion de revenir sur certains points qui s'y trouvent notés.

OBSERVATION Ire (1).

Concrétions polypeuses de l'utérus.

Il y avait, dans mon pays, une dame noble d'une taille élevée, d'un teint et d'une constitntion louables, qui était accouchée quelquefois dans les premiers mois de la gestation ; mais sa grossesse était pourtant arrivée souvent à terme. Au milieu de ces avortements, elle avait mis au monde des enfants viables, très-gros, quelquefois deux à la fois, non sans un grand travail et un accouchement pé-

(1) Morgagni, t. VII, lettre XLVIII, p. 371.

nible. Dans l'intervalle de ces accouchements, elle avait été assez souvent sujette à un écoulement blanc et innocent, et quelquefois aussi, dans l'espace de temps qui séparait les purgations menstruelles, à un écoulement de sang que l'approche de son mari, surtout lorsqu'il pratiquait le coït avec un peu de violence, renouvelait toujours non sans quelque douleur. Cette femme, à l'âge d'environ 34 ans, commença donc, lorsque cet écoulement blanc se fut complétement arrêté, à éprouver par intervalles un nouveau genre de maladie qui venait souvent, dans l'espace de deux ans, et qui, les trois derniers mois de l'année 1723 et le premier de l'année suivante où je fus consulté par lettres, reparut toujours à une certaine époque, savoir, à celle des menstrues. Car alors des douleurs d'accouchement se déclarant, et le cours du sang, qui s'écoulait même plus abondamment qu'à l'ordinaire, commençant, le premier ou le second jour, elle rendait par l'utérus, au milieu à peu près de cet écoulement, un corps qui paraissait membraneux et qui était d'une forme et d'une grosseur qui répondaient assez bien à la cavité triangulaire de l'utérus; il était un peu convexe extérieurement et sa face externe était inégale et non sans un grand nombre de filaments qui paraissaient avoir été arrachés des endroits où ils étaient adhérents; mais il était creux en dedans, où il se trouvait lisse et humecté comme par une humeur aqueuse qu'il aurait contenue auparavant et qu'il aurait répandue en sortant par un grand trou qui existait à un des angles et qui s'était sans doute ouvert par l'effet du tiraillement. La sortie de ce corps était suivie de lochies abondantes qui étaient fréquemment interrompues, comme cela avait lieu habituellement chez cette femme. Que si quelquefois ce corps sortait non pas entier, mais divisé en petits morceaux qui étaient rendus les uns après les autres, alors la douleur et l'écoulement des lochies recommençaient aussi alternativement. La femme ayant éprouvé quatre de ces sortes d'avortements très-pénibles dans les quatre mois pendant lesquels elle s'était abstenue de communiquer avec son mari, et les remèdes ordonnés par un grand nombre de médecins distingués qui avaient été consultés, n'ayant été d'aucune utilité, persuadée qu'il était beaucoup plus avantageux pour elle d'être exempte de douleurs au moins pendant neuf mois, elle ne voulut plus coucher à part; c'est pourquoi elle devint grosse au mois de mars de l'an 1724. Cependant elle ne porta pas son fœtus au delà du mois de juin. Mais ce qu'elle gagna, c'est que, le mois de juillet et les deux mois suivants, les menstrues s'écoulèrent convenablement et sans cette incommodité. Toutefois, comme elles n'avaient pas reparu au mois d'octobre, les douleurs revinrent vers le commencement de novembre et furent accompagnées de la sortie du corps déjà décrit et de tous les autres phénomènes dont il a été parlé plus haut.

Les mêmes accidents continuèrent à revenir, pendant fort longtemps, à des intervalles fixes, en sorte que, comme je me trouvais à Forli l'une des années suivantes, je vis le corps rendu, lequel, conformément à ce que j'avais répondu pendant que j'étais absent, était composé d'une concrétion polypeuse qui simulait une membrane disposée en forme d'une petite bourse triangulaire; en sorte qu'il était facile de comprendre que les parcelles visqueuses du sérum du sang qui sortent par les petits orifices des vaisseaux utérins, ayant été excrétées autrefois sous la forme de flueurs blanches, étaient devenues actuellement plus visqueuses, s'attachaient à toutes les parois internes de l'utérus et formaient ainsi une membrane polypeuse expulsée avec le sang menstruel.

Quant aux observations de Soranus et d'Arétée citées par Riolan (1), à celles d'Aétius et de Plater, nous ne croyons devoir que les mentionner. Il en sera de même pour les observations de Collomb, publiées dans ses Œuvres médico-chirurgicales (2).

Des trois observations qu'il a relatées, une seule pourrait à la rigueur être confondue avec la dysménorrhée membraneuse, mais nous croyons avec M. Raciborski qu'elle a trait à un cas d'allongement hypertrophique du col utérin ou à un petit polype fibreux que Collomb avait pris pour un renversement de la membrane interne de l'utérus. Enfin l'observation de Chaussier (3) qui a été regardée par quelques auteurs comme un exemple de cette affection nous paraît devoir beaucoup plutôt se rapporter à un avortement

(1) Livre II, chap. XXXI.

(2) Œuvres medico-chirurgicales. Lyon, 1798.

(3) Lettre, traduction de Rigby et Duncan, par Mme Boivin, p. 374.

Nous n'avons rencontré qu'une seule thèse consacrée exclusivement à ce sujet qui se trouve accessoirement mentionné dans celles de MM. Moreau (1) et Tinel (2). La thèse de M. Smelaigne (3) sur la dysménorrhée membraneuse renferme un aperçu historique de la question qui montre bien la pénurie des matériaux que l'on peut puiser dans les auteurs français, comparée à la richesse des documents fournis par l'Angleterre. C'est aussi dans les auteurs anglais que nous avons trouvé épars la plus grande partie des éléments de notre étude, ces auteurs en effet, n'ayant le plus souvent envisagé la question que sous certains points de vue : Simpson s'est attaché plus particulièrement à l'étude des caractères anatomiques des produits expulsés; Churchill, Montgomery, Ashwell en ont parfaitement décrit les symptômes; Oldham et Tilt ont plus particulièrement insisté sur les causes et sur les conséquences de cette affection, enfin, Rigby, Meigs et Graily Hewitt se sont surtout occupés de son traitement. Nous devons cependant reconnaître que dans ces dernières années l'attention des auteurs français a paru s'éveiller sur cette forme de dysménorrhée qui pendant si longtemps était presque restée dans l'oubli. MM. Aran, Bernutz, Goupil et Courty lui ont consacré d'intéressants articles dans leurs ouvrages. M. Raciborski plus récemment enfin en a fait l'objet d'une description assez complète. Nous aurons occasion de revenir sur ces différents travaux, et de mentionner la part qui revient à chacun de ces auteurs dans cette étude si complexe.

(1) Thèse. Paris, 1814.
(2) Thèse. Paris, 1858.
(3) Thèse. Paris, 1851.

CHAPITRE II.

ANATOMIE ET PHYSIOLOGIE.

Nous n'avons pas l'intention de montrer dans ses détails la structure anatomique de l'utérus, ni d'exposer tous les phénomènes physiologiques qui naissent de ses rapports intimes avec les ovaires et qui modifient à chaque instant son volume, sa forme, sa constitution même. Nous donnerons seulement une idée générale de cet organe, de ses dimensions et de sa conformation intérieure ; nous indiquerons ensuite avec un peu plus de détails l'organisation de la muqueuse utérine et nous passerons en revue les changements qu'elle éprouve à l'époque des règles et dans les premières semaines de la grossesse; mais nous n'insisterons que sur les points qui ont des rapports immédiats avec notre sujet et dont nous espérons tirer quelque profit pour l'explication de certains actes morbides.

La matrice présente la forme d'un cône aplati d'avant en arrière, dont la base regarde en haut et le sommet tronqué en bas. Sur la surface du cône, immédiatement au-dessous de la partie moyenne, une légère dépression divise l'organe en deux portions : l'une supérieure et plus volumineuse constitue le corps ; l'autre inférieure, le col.

Son axe est à peu près parallèle à celui du détroit supérieur, et, pour être plus exact, nous dirons avec M. Richet que l'utérus *est plus ou moins incurvé en avant et que son axe semble suivre la direction du canal pelvien.*

Le volume de l'utérus est plus considérable chez la

femme qui a eu un ou plusieurs enfants que chez celle qui n'a pas été mère, et plus considérable chez celle-ci que chez la jeune fille vierge. Enfin, dans la vieillesse, cet organe subit une atrophie considérable. Outre ces changements de volume qu'on peut dire durables, définitifs, il en est d'autres qui ne sont que passagers; ainsi, à l'époque des règles, et peut-être dans certaines circonstances, au moment des rapports sexuels (Rouget) (mais alors les modifications ne sont que tout à fait éphémères), les dimensions de la matrice s'accroissent pour diminuer quelques jours après. La couche musculaire prend part à cette augmentation de volume aussi bien que la membrane muqueuse. Sous l'influence de la congestion ovarique, les deux faces de l'utérus, surtout la postérieure, deviennent plus convexes, les bords plus épais; tout l'organe s'arrondit.

La cavité du corps est triangulaire, et à chaque angle se trouve un orifice. Aux deux angles supérieurs correspondent les *ostia uterina*, dont l'orifice étroit, à peine visible à l'œil nu, permet tout au plus l'introduction d'une soie de sanglier; à l'angle inférieur se trouve l'orifice interne du col, dont la hauteur varie de 5 à 11 millimètres (Guyon). Son diamètre transversal est de 3 à 4 millimètres.

La cavité du col a la forme d'un canal renflé à sa partie moyenne. Sa capacité est bien moindre que celle du corps.

Voici les dimensions exactes de la cavité utérine empruntées à M. Richet et à M. Guyon. Les chiffres donnés par ces deux auteurs sont un peu plus élevés que ceux qu'indique M. Sappey.

Chez les femmes ayant eu un ou plusieurs enfants, le

diamètre vertical de la cavité utérine est de 50 à 72 millimètres; moyenne, 61.

Le diamètre transverse ou intertubaire est de 25 à 38 millimètres; moyenne, 31.

Chez la femme ayant eu des rapports sexuels, mais pas d'enfant, le diamètre vertical est de 45 à 65 millimètres; moyenne, 55.

Le diamètre transverse, de 20 à 35 millimètres; moyenne, 27.

Enfin, chez les vierges, le diamètre vertical mesure 47 à 55 millimètres; moyenne, 51; et le diamètre transverse, 20 à 24; moyenne, 22.

Chez les femmes qui n'ont pas eu d'enfant, un peu plus de la moitié du diamètre vertical de la cavité appartient au col et à son orifice interne, mais chez les multipares, le diamètre du col et de son orifice ne l'emporte plus que de 2 millimètres environ sur celui du corps.

Comme nous venons de le voir, la longueur de la cavité de la matrice augmente sous l'influence de la grossesse, et, à mesure qu'elle grandit, le diamètre vertical de la cavité du corps, d'abord un peu moins étendu que celui de la cavité du col, devient égal à celui-ci, puis acquiert la prédominance (Sappey).

La muqueuse qui tapisse le col utérin fait suite à celle du vagin, mais en changeant notablement de caractères. Celle-ci, en effet, d'une épaisseur de 1 millimètre à 1 millimètre et demi, d'une coloration rosée chez les vierges, d'un rouge plus pâle chez les femmes qui ont usé du coït, et d'un rouge plus vif, au contraire, pendant la menstruation, se compose de fibres, de tissu conjonctif, et est revêtue d'un épithélium pavimenteux qui cesse brusquement à l'entrée de la cavité du col. En ce point, la muqueuse se modifie brusquement et les éléments qui entrent dans sa constitution sont, d'après M. Cornil, un épithélium à cils vibratiles, des papilles allongées et légèrement renflées à leur sommet qui se rencontrent vers le tiers ou la moitié inférieure du col ; des glandes, dont les unes, simples, sont superficielles et se rencontrent sur les crêtes des plis muqueux, constituant l'*arbre de vie ;* tandis que les autres, en grappe, sont profondément situées dans les plis de l'*arbre.* Ces glandes sécrètent un mucus visqueux, destiné à lubrifier les parois du col.

La muqueuse du col ne présente aucune trace d'évolution pendant la menstruation et la grossesse ; elle ne prend point part aux modifications que subit à ces deux époques la muqueuse du corps utérin. C'est de celle-ci que nous allons nous occuper maintenant.

La muqueuse du corps de la matrice offre, vers le milieu de la cavité, une épaisseur de 3 à 5 millimètres (Robin), de 1 à 2 seulement (Sappey), épaisseur qui diminue assez brusquement vers l'orifice des trompes et au niveau de la jonction du corps avec le col. Son tissu mou et friable devient très-résistant chez les vieilles femmes.

Il existe toujours une ligne de démarcation très-nette entre la muqueuse et le tissu musculaire auquel elle adhère très-fortement, parce qu'il n'y a pas de tissu sous-muqueux.

La surface interne de la muqueuse, recouverte d'un épithélium à cellules cylindriques ou prismatiques, présente une coloration rosée. Elle est lisse, mais criblée d'une multitude d'orifices qui sont les embouchures d'autant de follicules ou glandes en tube, légèrement flexueux et cylindriques, longs de 5 à 10 millimètres. Leur diamètre égale à peu près le douzième de leur longueur.

Ces follicules sont tapissés d'un épithélium nucléaire et entourés de vaisseaux presque tous capillaires, remarquables par la forme de leurs flexuosités et des mailles qu'ils circonscrivent.

Le tissu interposé aux follicules est formé de rares faisceaux fibrillaires (tissu dit cellulaire, lamineux ou conjonctif), d'éléments fibro-plastiques, surtout de noyaux, de cellules, de corps fusiformes, et de beaucoup de matière amorphe finement granuleuse.

Au moment de l'invasion des règles, la matrice se congestionne, augmente de volume; les plexus vasculaires et les sinus caverneux se trouvent gorgés de sang, et produisent, à l'aide des appareils musculaires qu'a décrits M. Rouget, une sorte d'érection. La membrane interne de l'utérus se boursouffle, se creuse à sa surface de plis ressemblant aux circonvolutions cérébrales ; son épaisseur augmente d'une manière notable : ses dimensions, données par M. Gillet de Grandmont, (thèse de Paris, 1864), étaient de 6 millimètres chez deux femmes mortes, l'une à la période d'invasion des règles, l'autre à leur periode d'état. Dans deux autres cas, les règles étant à leur déclin, la muqueuse avait une fois 8 millimètres d'épaisseur, et une autre fois 11 millimètres.

Les vaisseaux forment sous l'épiderme un riche réseau à mailles losangiques, dont chacune encadre l'orifice des tubes glandulaires. Cette réticulation est si prononcée, qu'elle donne, chez certains sujets, à la face interne de l'organe, une teinte violacée plus ou moins intense. Les glandes participent à cette congestion; leur sécrétion, habituellement insignifiante, devient considérable. Enfin, le sang s'échappe des vaisseaux superficiels de la muqueuse par de petites gerçures microscopiques, et quelquefois par des déchirures de vaisseaux d'un assez grand calibre. Pendant toute la durée des règles, le tissu de la muqueuse reste plus mou que dans l'intervalle qui sépare leur écoulement, et peut se détacher facilement de la couche musculaire (Robin).

Puis, cet état de turgescence dans lequel se trouvait la membrane interne de la matrice diminue peu à peu, et quelques jours après la cessation du flux cataménial, elle reprend sa coloration, son volume, sa consistance habituelles.

Mais, si l'œuf reçoit l'influence vivifiante du sperme, la muqueuse utérine devient plus turgescente, plus violacée; elle se plisse et se ride davantage. M. Coste a observé l'utérus d'une jeune fille au vingt et unième jour de la grossesse; sa muqueuse généralement boursouflée l'était encore plus à la face antérieure de l'organe où elle formait, entre les deux trompes, une légère tumeur molle et fluctuante. La grossesse aurait pu passer inaperçue, si l'incision de la tumeur n'avait mis à découvert un œuf avec ses villosités choriales.

La transformation qui s'accomplit dans la tunique interne de l'utérus, apparaît aussi d'une manière évidente dans celle des trompes, et les poches triangulaires formées par la caduque utérine, présentent presque toujours aux angles supérieurs un petit appendice filiforme.

Ce petit appendice, qui a la même couleur et la même consistance que le corps de la poche, est arraché à la caduque tubaire, et entraîné par le poids de la caduque utérine.

Voilà les principaux caractères de la caduque dans les premières semaines qui suivent la fécondation, et on peut voir qu'en l'absence de l'œuf, elle ne présente aucun signe propre qui puisse la faire distinguer de la muqueuse pendant la menstruation. On y retrouve tous les mêmes éléments anatomiques, seulement un peu plus hypertrophiés.

Pendant la grossesse, il est vrai, la matière granuleuse perd de sa consistance, l'épithélium cylindrique, après avoir subi une sorte de desquamation (Robin), est remplacé par un épithélium pavimenteux. Mais on ne peut pas trouver là de caractères distinctifs pour faire reconnaître la caduque dès le premier mois qui suit la conception.

CHAPITRE III.

ANATOMIE ET PHYSIOLOGIE PATHOLOGIQUES.

De la définition que nous avons donnée de la dysménorrhée, il résulte qu'elle est essentiellement constituée par deux éléments distincts : 1° par des troubles fonctionnels spéciaux ; 2° par l'expulsion de produits morbides sur les caractères desquels nous allons nous arrêter un instant. Cependant, avant de commencer cette étude, nous voulons encore faire remarquer que cette forme de dysménorrhée ne constitue pas une entité morbide, mais qu'elle est uniquement l'expression symptomatique de troubles de l'appareil utérin, qui peuvent porter soit sur la constitution anatomique de ses organes, soit sur leur mode de fonctionnement. Nous aurons donc, dans ce chapitre, à examiner les différents caractères que peuvent présenter les produits morbides expulsés, et à passer successivement en revue les conditions pathologiques qui leur donnent naissance.

D'après la lecture des observations pour la plupart incomplètes qui ont été publiées à ce sujet il serait difficile de faire la description générale de ces produits morbides, qui peuvent, comme nous aurons occasion de le montrer ultérieurement, affecter les formes les plus diverses et les caractères les plus variés. Nous allons donc passer successivement en revue les différents aspects qu'ils peuvent revêtir et nous déduirons ensuite de cet examen les formes pathologiques dans lesquelles nous devrons les grouper.

D'une façon générale le produit expulsé peut se présenter sous deux aspects différents : tantôt sous la forme d'une poche membraneuse qui semble avoir été moulée sur la cavité utérine ; tantôt il est divisé en lambeaux irréguliers ou en petits fragments d'apparence membraneuse.

1° Les sacs membraneux quelquefois tubuleux, d'autres fois ovoïdes, sont en général triangulaires, légèrement aplatis sur leurs deux faces, et présentent trois angles qui correspondent : les deux supérieurs aux *ostia uterina*, l'inférieur à l'orifice cervical interne. Un examen attentif permet le plus souvent de distinguer une petite ouverture dont sont percés les deux angles supérieurs, et l'angle inférieur offre aussi un orifice ordinairement arrondi, quelquefois déchiqueté, et dont les dimensions sont plus considérables que celles des précédents. En introduisant un stylet par une de ces trois ouvertures, on pénètre facilement dans une cavité dont est creusé le corps charnu. Nous avons donc à lui considérer deux faces. La face externe, tantôt d'un rouge assez vif, tantôt d'un gris-rose, est irrégulière, tomenteuse, hérissée de houppes qui se dissocient et apparaissent flottantes quand on les examine sous l'eau; quelquefois on peut remarquer sur cette surface de petites extravasations sanguines ou même des caillots sanguins dont elle est plus ou moins profondément infiltrée. La surface interne est lisse, polie, parfois humectée d'une mince couche de liquide; de coloration brun foncé ou rouge sombre, elle offre parfois l'aspect violacé des muqueuses enflammées. Elle présente, en outre, des sillons arborescents parfois assez profonds ainsi qu'un très-grand nombre de pertuis en partie visibles à l'œil nu. Les parois ont une épaisseur variable de 1 à 4 millimètres et circonscrivent une cavité dont les dimensions sont pour la longueur de 5 à 6 centimètres environ, pour la largeur de 4 centimètres à la base et de 2 au sommet.

L'examen histologique fait dans ces derniers temps par d'habiles micrographes (MM. Lebert, Follin, Laboulbène, Robin et Davaine, Simpson, Kœlliker, Scanzoni) a mis hors de doute la parfaite identité de structure de ces sacs membraneux avec la caduque utérine. Le microscope permet d'y retrouver tous les éléments de la muqueuse : on y constate en effet de nombreuses glandes utriculaires, les unes intactes, les autres fragmentées. Ces glandes sont constituées par des tubes recourbés terminés en cul-de-sac, parfois enroulés sur eux-mêmes, de 1 millimètre à 1 millimètre et demi de long sur 1/8 à 1/10 de large, tapissés dans tout leur intérieur de cellules épithéliales nucléaires. A ces éléments épithéliaux se trouvent çà et là mêlés quelques corps fibro-plastiques. Parfois même on peut distinguer dans ses parois un assez grand nombre de vaisseaux sanguins.

Tels sont les caractères généraux que présentent ces produits expulsés de la matrice. Parmi les observations que nous avons pu recueillir, nous en avons réuni cinq dans lesquelles se trouve mentionnée la présence de semblables sacs membraneux. Nous en reproduisons une présentée par M. Davaine à la Société de biologie, dont la description exacte et minutieuse servira de complément à la nôtre.

OBSERVATION II.

Membrane muqueuse utérine semblable à une caduque, expulsée pendant la menstruation,
par M. le Dr Davaine (Société de Biologie, année 1865).

Le corps charnu, dit M. Davaine, que je mets sous les yeux de la Société a été expulsé de la matrice d'une femme, lequel, par sa forme, par sa couleur, son apparence et sa constitution, pourrait être pris pour la *caduque d'un œuf abortif;* cependant ce corps n'offre dans son intérieur aucune trace d'un produit de conception. C'est évidemment une de ces membranes qui sont quelquefois expulsées dans la dysménorrhée; ce qui est surtout remarquable dans celle que je présente, c'est son intégrité parfaite.

Ce corps a la forme de la cavité utérine; il est aplati, triangulaire, long de 5 centimètres et demi et large de 5 centimètres à la base. L'angle opposé à cette base, et qui correspond au col de la matrice, est percé d'une petite ouverture arrondie ; les deux autres angles sont surmontés d'un prolongement tubuleux, l'un ayant

1 centimètre et l'autre 5 millimètres environ de longueur. Ces deux prolongements proviennent sans aucun doute des trompes utérines; ils sont l'un et l'autre percés d'une petite ouverture à leur sommet. Un stylet introduit par les trois ouvertures arrive facilement dans une cavité située à l'extérieur du corps charnu. Ce corps, incisé sur l'une de ses faces, laisse voir, en effet, une cavité centrale triangulaire, comme celle de l'utérus, et, comme elle, communiquant à l'extérieur par ses trois angles. La surface de cette cavité est lisse, tomenteuse et colorée par un couche très-mince d'un sang noirâtre : elle ne renferme aucun rudiment d'embryon, aucune trace de membranes embryonnaires. Des coupes pratiquées dans l'épaisseur des parois n'en montrent pas davantage.

Le tissu de ce corps, dont l'épaisseur est celle d'une caduque, examiné au microscope, s'est trouvé constitué par les éléments de la muqueuse utérine. Le résultat de cet examen, la forme du corps charnu, sa cavité centrale et les ouvertures de ses trois angles, ne permettent pas de méconnaître une membrane muqueuse utérine provenant, comme une caduque, de l'exfoliation de la surface interne de la matrice.

La femme qui a rendu cette sorte de caduque est mariée, âgée de 25 ans environ, chlorotique, et sujette à des irrégularités fréquentes dans ses règles. A l'époque menstruelle du mois d'août, celles-ci ayant manqué, il survint quelques jours après du malaise et des douleurs abdominales. Huit jours environ avant l'époque menstruelle de septembre, ces douleurs devinrent plus vives, principalement du côté droit, et se propagèrent dans l'aine et à la cuisse du même côté, ayant l'apparence de névralgie. Enfin, le corps en question fut expulsé à l'époque des règles avec une quantité médiocre de sang et après quelques douleurs de reins. L'hémorrhagie ne fut pas beaucoup plus abondante qu'elle ne l'était quelquefois pour des menstrues ordinaires, et, au bout de trois jours, tout était rentré dans l'ordre.

Mais la dysménorrhée membraneuse ne s'accompagne pas toujours de l'expulsion de semblables produits. Nous avons dit précédemment qu'on pouvait observer dans certains cas de petits fragments, sorte de débris de membrane rejetés par l'utérus. Parfois ces fragments sont assez volumineux, et, comme l'a constaté M. Charpignon dans l'observation qu'il a publiée dans la *Gazette des hôpitaux* (1854), on peut, en les rapprochant les uns des autres, reconstituer un sac membraneux complet. Dans ce cas, évidemment, ces produits sont identiques à ceux que nous venons d'étudier, et n'en diffèrent que par la désagrégation qu'ils ont subie au moment de leur expulsion. Les produits membraneux peuvent aussi se présenter sous la forme de fragments allongés, aplatis, déchiquetés sur leurs bords, que certains auteurs ont comparés à des *morceaux de chair*. D'autres fois leur forme rappelle celle d'une grappe (Hegar).

Enfin ce produit peut affecter la forme d'une membrane allongée de la dimension d'une aveline, surmontée à ses deux extrémités de petites houppes assez courtes, souvent mêlées de caillots sanguins (*dysménorrhée villeuse* de Henning de Leipzig).

Dans la majorité des cas, les lambeaux membraneux expulsés sont aplatis, irréguliers, de forme et de dimensions très-variables, tantôt de la grandeur d'un schelling (Tyler Smith), tantôt réduits en parcelles très-fines perdues au milieu des caillots sanguins. Leur épaisseur varie de 1 à 4 millimètres. Leur coloration est ordinairement gris blanchâtre, lorsqu'on a eu soin de les dégager des parcelles sanguines dont ils sont quelquefois recouverts. Examinés sous l'eau, une de leurs faces est ordinairement lisse, unie et criblée de petit trous ou parsemée d'entailles légères. L'autre face est irrégulière et floconneuse. En pratiquant une section verticale sur ces lambeaux, on découvre aisément qu'ils sont constitués par un tissu d'apparence fibroïde.

L'examen au microscope permet d'y constater la présence de nombreuses cellules d'épithélium cylindrique, surtout marquées sur la surface la plus unie, tandis que sur la surface opposée on aperçoit de nombreuses glandes tubulaires. Ces glandes, parfois intactes, d'autres fois incomplètes, présentent une structure analogue à celles que nous avons décrites précédemment. Nous en trouvons un exemple dans l'observation suivante, publiée par M. Tyler Smith (1).

OBSERVATION III.

Menstruation très-abondante avec expulsion de débris membraneux de temps en temps; accidents datant de six années; examen microscopique des débris membraneux; amélioration par le séjour à demeure d'une canule d'argent dans la cavité du col.

Une femme de 32 ans, mariée à deux époques différentes, une première fois à l'âge de 16 ans, et une seconde fois à l'âge de 30 ans, bien réglée jusqu'à son premier mariage, avait commencé à souffrir depuis de ménorrhagies qu'elle attribuait à des excès sexuels, et qui ne tardèrent pas à s'accompagner à chaque époque de l'expulsion de débris membraneux. Devenue veuve à l'âge de 23 ans, sa santé, ébranlée par ces pertes sanguines, finit par se rétablir, la menstruation devint moins douloureuse et l'expulsion de membranes cessa entièrement.

Six mois s'étaient à peine écoulés depuis son second mariage, que les douleurs reparurent aux époques des règles et avec elles les débris membraneux dans l'écoulement menstruel. Pour la première fois, il lui survint des hémorrhoïdes internes, puis une fissure à l'anus; de temps en temps un peu de sang s'échappait avec les garde-robes, qui étaient très-douloureuses, de même que l'excrétion des urines. Leucorrhée dans l'intervalle des règles, quelquefois avec prurit très-violent aux parties génitales. Traitée sans succès dans deux hôpitaux, cette femme vint réclamer les soins de M. Tyler Smith vers la fin de l'année 1854.

A cette époque, la santé de cette pauvre femme était fort altérée; la malade rendait, surtout dans les premiers jours de ses règles, des

(1) The Lancet, t. I, p. 608.

flocons membraneux très-volumineux. Les douleurs étaient plus vives le premier jour de ses règles et les deux ou trois jours qui précédaient. La seule altération que l'on pût constater était un rétrécissement de l'orifice interne du col, qui permettait à peine l'entrée d'un stylet dans la cavité utérine.

Divers traitements furent essayés sans succès, et la dilatation mécanique par la sonde ne réussit pas à donner à l'orifice un diamètre permanent convenable. Ce fut alors que M. Tyler Smith eut l'idée de mettre à demeure, pendant toute une époque, dans la cavité du col, une canule d'argent de trois quarts de pouce de long; les douleurs furent moins vives, et au lieu de rendre des débris membraneux, la malade ne rendit que des flocons granuleux. Quelques jours après, la canule fut retirée, et aux époques suivantes, la douleur et les membranes reparurent comme avant.

M. Tyler Smith fit entrer la malade à l'hôpital Sainte-Marie, le 20 avril, dans le but de mieux l'étudier, espérant aussi que cette circonstance lui fournirait probablement l'occasion d'examiner les flocons membraneux qu'elle rendait à chaque époque. De ces flocons, les plus volumineux avaient les dimensions d'un shelling et leur épaisseur était d'un huitième de pouce; sous l'eau, leur surface était lisse d'un côté, floconneuse et irrégulière de l'autre; une section verticale les montrait formés d'une couche fibroïde dans laquelle était plongée une immense quantité de débris de cellules et de noyaux. Sur la surface libre ou lisse s'élevaient de nombreuses villosités, tandis que sur la surface floconneuse, on apercevait de nombreuses glandes tubulaires. Ces glandes avaient une membrane qui leur servait de base, étaient entourées par une couche extérieure, mince composée de noyaux et de tissu fibroïde, et revêtues à leur intérieur par l'épithélium. Les tubes des glandes étaient pleins d'épithélium cylindrique, de noyaux et de matière granuleuse.

A l'approche de la nouvelle époque, la canule d'argent fut réintroduite et laissée en place jusqu'à la seconde époque, qui fut peu douloureuse, comme la première, et accompagnée d'un changement dans les débris membraneux. (Il est douteux cependant que la guérison ait été obtenue.)

Il résulte donc de ces faits que ces lambeaux membraneux renferment tous les éléments de la muqueuse térine, et qu'ils ne diffèrent des précédents que paru une exfoliation partielle et incomplète de cette membrane, au lieu d'une expulsion en masse.

Il semblerait, d'après notre description, que la dysménorrhée membraneuse serait anatomiquement constituée par l'expulsion totale ou partielle de la muqueuse utérine. Cette exfoliation a été constatée tant en France qu'à l'étranger par des auteurs dont l'autorité ne peut pas être mise en doute, la plupart de leurs recherches ayant été confirmées et sanctionnées, pour ainsi dire, par l'examen microscopique. Nous pouvons donc, dès à présent, admettre l'existence d'une dysménorrhée membraneuse que l'on pourrait appeler *exfoliante.*

Mais il nous reste à étudier les conditions pathologiques qui président à la formation du produit morbide expulsé, ainsi que le processus pathologique de cette affection.

A la suite de l'observation de Morgagni, que nous avons rapportée page 9, on voit quelle explication donne cet auteur de la formation de sa *membrane polypeuse.*

Nous pouvons rapprocher de son observation le cas cité par Mme Boivin et A. Dugès (1) d'*une tumeur creuse polypiforme due à la dysménorrhée.*

OBSERVATION IV.

Cette tumeur, disent ces auteurs, avait, après sa chute, la forme et le volume de ces bouteilles de caoutchouc que l'on trouve dans le commerce. Recouverte entièrement d'une membrane fine, son tissu, qui n'avait pas eu le temps de s'altérer, était rouge, de nature fibreuse et lâche dans les deux tiers supérieurs près de son insertion

(1) Maladies de l'utérus, t. II, p. 419.

à l'utérus, mais plus serré, presque inextricable, à la base qui formait le fond de cette espèce de sac. L'intérieur ne paraissait pas tapissé de membrane : sa surface rosée, d'un tissu réticulé, s'enlevait en grattant avec le dos d'un scalpel. Comprimée entre les doigts, cette surface exsudait un fluide sanguinolent.

De chaque côté, vers la région moyenne de cette cavité, on distinguait deux orifices qui se prolongeaient dans l'épaisseur des parois et allaient s'ouvrir extérieurement après un trajet en ligne droite de chaque côté de la base de la tumeur. On y introduisait facilement un stylet d'une ligne de diamètre. Coupé par tranches, le tissu de la tumeur était analogue à celui que présente l'utérus quelques jours après l'accouchement à terme. Plusieurs personnes de l'art, à qui nous avons fait voir cette pièce pathologique, n'ont point hésité à la prendre pour un utérus auquel nous aurions retranché les ovaires et l'extrémité des trompes. Je suis disposé à croire, d'après la forme et la disposition de cette tumeur, qu'elle doit son origine à ces *concrétions plastiques* qui se forment quelquefois dans le temps des règles, tapissent la cavité de l'utérus, augmentent d'épaisseur par l'application de nouvelles couches successives et affectent la figure de l'organe où elles se sont moulées.

Elles deviennent bientôt cause de dysménorrhée en bouchant ainsi la surface interne de l'utérus; leur présence occasionne des douleurs violentes ; d'ordinaire, elles se présentent, il est vrai, sous un bien moindre volume que celle-ci ; elles affectent la forme d'un petit œuf aplati, qui se détache le plus souvent de lui-même, ou qu'on peut déchirer avec les doigts.

Nous pensons donc que la tumeur qui nous occupe avait d'abord servi, pour ainsi dire, de doublure à l'utérus ; elle s'était peu à peu décollée par son fond, et le sang, en s'accumulant entre le sac et la matrice, l'avait graduellement enfoncée et retournée par un mécanisme absolument analogue à celui du renversement ou introversion de l'utérus. La face externe et lisse de cette tumeur était interne avant son renversement. L'autre avait été primitivement adhérente, et c'est ce que sembleraient prouver encore les inégalités dont elle était pourvue. Le sang qui s'épanchait au dehors se faisait jour, sans doute, par les deux orifices, dont le sac était percé de chaque côté du fond.

Cette observation nous paraît intéressante à plus d'un titre; elle nous montre en effet la possibilité du renversement complet des sacs membraneux contenus dans la cavité utérine, et ce mode d'expulsion a déjà été noté par d'autres auteurs, Chaussier, Vannoni, etc.; mais le point sur lequel nous voulions insister est l'explication que donnent ces auteurs de la formation même de ce produit, qu'ils attribuent au dépôt de couches successives de *concrétions plastiques* qui, nous le voyons, offrent une assez grande analogie avec le prétendu suc visqueux de Morgagni.

Si la nature de ces produits n'a pas été mieux connue, on doit en attribuer la cause à l'imperfection des moyens d'investigation; mais nous avons tout sujet de supposer que leur constitution est identique à celle des poches membraneuses formées par la muqueuse, expulsée en totalité. Nous ne croyons donc pas devoir faire une classe à part pour ces prétendus produits pseudomembraneux. Nous rangerons aussi avec eux la membrane dysménorrhéale, décrite par Oldham (1) comme un produit de sécrétion des glandes utérines. Mais il est un autre ordre de produits expulsés, fort rares à la vérité, dont la nature paraît être toute différente de celle des précédents; nous voulons parler de ces fausses membranes formées par de la lymphe plastique, et dont l'expulsion s'accompagne aussi de phénomènes dysménorrhéiques.

Ces membranes ont été décrites par les gynécologistes anglais Montgomery (2), Copland (3), Rigby (4), Churchill.

(1) Arch. gén. de méd., 1847.
(2) Signs of pregnaney.
(3) Dictionary of pract. med.
(4) Essai ou dysmenorrhœa.

Ces fausses membranes résultent, dit Churchill (1), de l'*exsudation de lymphe coagulable ou de fibrine* à la face interne de la membrane muqueuse de l'utérus, et ressemblent à celles que l'on trouve dans le croup.

Ces fausses membranes serviraient à caractériser une forme de dysménorrhée (dysménorrhée pseudo-membraneuse) que la plupart des auteurs allemands rattachent à l'endométrite (endométrite croupale exsudative).

Parmi les observations que nous avons pu recueillir, nous n'en trouvons qu'une seule dans laquelle l'examen microscopique du produit expulsé ait été fait; aussi allons-nous la reproduire. Quant aux observations rapportées par les auteurs anglais, nous n'avons pu en trouver aucune dans laquelle la structure du produit expulsé puisse nous autoriser à le considérer comme formé par un exsudat plastique.

Nous ne pouvons donc reproduire que l'observation de M. Bouchacourt qui puisse être considérée comme un cas de dysménorrhée pseudo-membraneuse.

OBSERVATION V.

Il s'agit d'une femme mariée de 44 ans qui eut un enfant il y a quinze ans et qui, depuis sept ans, à la suite d'une fausse couche, éprouva à toutes les époques menstruelles, régulières du reste, les symptômes suivants : Vers le second jour de l'écoulement, elle rend, avec de vives douleurs hypogastriques et lombaires, deux fausses membranes à trois ou quatre heures d'intervalle; après quoi, les douleurs cessant, tout rentre dans l'ordre jusqu'à l'époque suivante.

La malade présente, en dehors des époques cataméniales, des signes non douteux de métrite légère; ce sont des douleurs hypogastriques spontanées ou exagérées par la pression, la marche ou la

(1) Traité pratique des Maladies des femmes, 5e édition.

station debout ; c'est aussi une sensation habituelle de gêne et de pesanteur au périnée et dans la sphère génitale.

D'ailleurs la constitution histologique des fausses membranes démontre, ainsi qu'a pu s'en assurer M. L. Tripier, qu'elles sont un simple produit d'exsudation présentant tous les caractères que Virchow leur a décrits.

Cette fausse membrane semble pouvoir se rattacher à l'endométrite pseudo-membraneuse dont on peut trouver un exemple dans un cas présenté en 1834, à la Société anatomique de Paris, par M. Vernois. Le sujet de cette observation est une femme de 76 ans, chez laquelle on n'observa point de symptômes vers l'utérus. Mariée trois fois, elle n'eut jamais d'enfants ; à l'autopsie, on trouva le corps de la matrice volumineux et son intérieur revêtu par une fausse membrane que MM. Vernois et Cruveilhier regardent comme le produit d'une inflammation occasionnée probablement par la présence de corps fibreux assez nombreux à la surface externe et dans le corps de l'organe. M. Vernois fait remarquer qu'elle est inégale, chagrinée, et présente dans plusieurs points des espèces de petites végétations. Ces caractères lui semblent suffisants pour admettre une inflammation chronique de la surface interne de l'utérus. M. Cruveilhier partage entièrement cette manière de voir.

Nous trouvons dans la thèse de M. Alex. Boggs (1) quelques mots ayant trait à une forme de métrite qui pourrait se rapprocher de la précédente. — « Quel-

(1) Notes et réflexions médeco-chirurgicales sur les phlegmasies de la matrice. Thèse, Paris, 1866.

quefois, mais très-rarement, dit-il, on constate la présence de fausses membranes tapissant la cavité utérine, constituant ainsi la forme de *phlegmasie exsudative, plastique, diphtéritique ou pseudo-membraneuse.*

Cette affection est d'une nature spécifique et n'est observée que dans la diphthérie, dans certaines formes de la fièvre scarlatine et surtout dans les maladies puerpérales. La formation de ces membranes croupeuses est évidemment due à un état général qui n'est pas encore saisissable, et que quelques auteurs ont attribué à une origine syphilique ; mais ceci n'est pas encore mis tout à fait hors de doute. Cette forme n'a aucun rapport avec la métrite ordinaire, ni avec la dysménorrhée membraneuse qui est beaucoup plus commune que la métrite diphthéritique. »

Il résulte de ces faits qu'il peut y avoir dans quelques cas très-rares, une métrite s'accompagnant de l'expulsion de véritables pseudo-membranes. Ainsi, sans nier la possibilité de cette variété de dysménorrhée que l'on pourrait désigner dous le nom *d'exsudative* ou de *pseudo-membraneuse*, nous ne l'admettons qu'avec réserve, et nous ne croyons pas utile d'en faire ici la description qui se confondrait du reste avec celle de la forme d'endo métrite à laquelle elle se rattache plus directement.

Du reste, dans les cas où la confusion pourrait exister entre les fausses membranes et les autres produits expulsés que nous avons précédemment étudiés, l'examen microscopique suffirait pour lever tous les doutes en faisant découvrir dans le premier cas la constitution fibrineuse et tous les autres éléments qui caractérisent les exsudats inflammatoires et en montrant dans le second les cellules et les glandes utriculaires et épithéliales qui tapissent la face interne de la muqueuse utérine expulsée.

Nous en dirons de même d'une autre variété de produits dont l'expulsion généralement douloureuse s'observe chez quelques femmes à l'époque des règles ; nous voulons parler de ces caillots dont la nature est restée longtemps indéterminée, et que quelques auteurs ont décrits sous le nom de *polypes fibrineux*. (Velpeau (1), Kiwisch (2), Charles Hirsch (3), Virchow) (4), et dont M. Robin (5) a très-bien étudié la constitution et la nature. « Ces caillots, dit cet auteur, sont ordinairement remarquables par leur forme qui le plus souvent reproduit le moule de la cavité interne de l'utérus. Leur extrémité la plus étroite ou inférieure qui correspond à la cavité du col de l'utérus, dans laquelle se prolonge le caillot, est ordinairement un peu effilée et un peu irrégulière. Sur les deux faces de ces concrétions sanguines, qui sont pyriformes et aplaties comme la cavité de l'utérus, on remarque un aspect réticulé, souvent très-élégant; d'autres fois, elles sont lisses avec de très-petites saillies, comme celles de la peau dans l'état dit de *chair de poule*. Il est des femmes, ajoute cet auteur, qui ne rejettent qu'un seul caillot à chaque période menstruelle, mais il en est qui en rejettent plusieurs, c'est-à-dire un à chaque vingt-quatre heures, ou tous les deux jours pendant la durée des règles. Celles-ci ne causent pas de douleurs dans les intervalles des expul-

(1) Traité de médecine opératoire. 1837, t. IV.

(2) Die Krankheiten der Gebürmulter. 1845.

(3) Ueber Histologie formen der uteruspolypen. 1855.

(4) Notiz über fibrinose Polypen. Würtzb., Verhandl, 1851, t. II.

(5) Gazette médicale de Paris, 1857.

sions; mais dès que le caillot a comblé et distendu la cavité utérine, des coliques expulsives se manifestent. Chez quelques femmes, la production et l'expulsion des caillots se répètent à peu près à chaque période menstruelle; néanmoins, les cas de ce genre sont rares. »

D'après la description qui précède, la forme du caillot fibrineux rejeté et les phénomènes qui accompagnent son expulsion offrent de grandes analogies avec la dysménorrhée membraneuse. Nous croyons toutefois qu'ils doivent en être complétement séparés, et nous allons chercher les caractères qui permettent de les distinguer. Le caillot moulé sur la face interne de la cavité utérine offre exactement la même forme que les sacs membraneux que nous avons décrits comme constitués par l'exfoliation en masse de la muqueuse utérine. Mais il est impossible de pouvoir distinguer sur les premiers la présence des trois orifices caractéristiques dont sont pourvus les seconds.

Les caillots expulsés au moment des époques menstruelles offrent quelquefois une coloration rosée ou gris rosé à la surface, et dans une épaisseur de 1 ou 2 millimètres, tandis que leur profondeur est d'un rouge foncé. D'autres fois, au contraire, leur couleur est gris jaunâtre ou blanc grisâtre, et rappelle celle des des caillots fibrineux, que l'on trouve parfois dans la cavité des organes circulatoires. Leur consistance est souvent assez grande, et leur déchirure paraît en quelque sorte filamenteuse. Ces caractères extérieurs diffèrent déjà de ceux de la muqueuse exfoliée, mais le microscope va nous révéler, en outre, des différences plus marquées qui rendent toute confusion impossible. On reconnaît, en effet, à l'aide de cet instrument, que chaque caillot se compose, comme l'a très-bien fait remarquer M. le professeur Robin, d'une trame de fibrine, tantôt fibrillaire, tantôt à l'état amorphe, finement granuleuse. Cette trame contient dans son épaisseur des globules rouges et blancs, ainsi qu'une assez grande quantité de cellules épithéliales prismatiques de l'utérus. L'acide acétique rend la fibrine homogène, transparente, la gonfle, et en même temps permet de distinguer plus aisément les éléments précédents. L'action de l'acide acétique fera aussi observer l'absence complète des vaisseaux et des éléments glandulaires qui caractérisent la muqueuse utérine exfoliée. Il est des cas où les caillots fibrineux ont un volume beaucoup moindre et sont expulsés sous la forme de lambeaux, de fragments ou de débris fibrineux, et pourraient au premier abord être confondus avec l'exfoliation partielle de la muqueuse; dans ce cas, les caractères microscopiques que nous avons signalés permettent de les différencier les uns des autres.

Nous pouvons rapprocher de ces caillots sanguins ceux qui accompagnent parfois les produits de l'avortement. Nous aurons du reste occasion de revenir sur le diagnostic symptomatologique de l'exfoliation de la muqueuse d'avec l'avortement ovulaire. Nous devons toutefois dire ici que M. Robin a désigné sous le nom de *dysménorrhée membraneuse* tous les cas d'avortement dans lesquels les débris de la muqueuse utérine devenue caduque, ou cette membrane entière, étaient rejetés sans embryon ou sans enveloppe fœtale reconnaissables ou du moins reconnues.

M. Raciborski, avant la publication de son excellent ouvrage sur la menstruation, avait du reste émis la même opinion en considérant les produits d'exfoliation pathologique de l'utérus, comme provenant d'un avortement précoce, et survenu à une époque où l'embryon est facilement détruit et difficile à reconnaître.

Cette opinion, exprimée par des auteurs aussi compétents, n'a pas peu contribué à jeter l'incertitude dans les esprits, et certains auteurs paraissent même incliner vers cette opinion. M. Courty, lui-même, reconnaît avoir longtemps douté de l'existence de la dysménorrhée membraneuse, ayant eu l'occasion d'examiner souvent des membranes et des caillots rejetés à l'époque les règles ou à la suite d'un léger retard, et ayant trouvé le plus souvent la preuve d'une conception ou d'une grossesse commençante.

« Je me rappelle notamment, écrit cet auteur, un double lambeau triangulaire d'une membrane qui était incontestablement la muqueuse utérine et qu'on me présentait comme une preuve de dysménorrhée membraneuse ; malheureusement il y avait sur l'un des lambeaux une perte de substance discoïde si nette, si conforme au volume de l'œuf à cette époque, que je ne pus douter un seul instant qu'un œuf n'y eût été greffé pendant quelques jours et que je n'eusse sous les yeux une véritable caduque d'avortement. »

Dans les premiers mois de la grossesse, l'avortement peut-il être toujours reconnu et doit-il être distingué de la dysménorrhée membraneuse, ou bien en constitue-t-il une variété qu'on pourrait distinguer sous le nom de *dysménorrhée abortive membraneuse* ? Telles sont les questions que nous allons essayer de résoudre, tout en reconnaissant les difficultés qui les entourent encore.

Et d'abord, selon nous, l'avortement, quelle qu'en soit l'époque, ne doit pas être confondu avec une affection qui a son origine dans un trouble matériel ou dynamique des fonctions utérines et complétement étranger à la fécondation, et si dans bien des cas le diagnostic de ces deux affections est difficile et obscur, il serait dangereux qu'une pareille confusion existât dans l'esprit des observateurs, car elles présentent des différences importantes sous le rapport du pronostic et du traitement.

Pour étudier les produits expulsés dans l'avortement, nous les diviserons en deux variétés : la première comprendra tous les cas dans lesquels l'œuf fécondé a été expulsé avec ses enveloppes complètes et les débris de la muqueuse utérine devenue caduque ou cette membrane entière ; la seconde renfermera les cas d'expulsion complète ou incomplète de la membrane caduque sans que l'on puisse distinguer aucune trace du produit de la conception.

1° Dans le premier cas, l'avortement a lieu à une époque toujours plus éloignée que dans le second, et quelles que soient les modifications qu'aient subies les enveloppes fœtales, elles conservent cependant des particularités qu'un examen attentif permet toujours de reconnaître. Notons cependant que dans ces circonstances pathologiques le produit abortif se présente souvent au milieu de caillots sanguins qui peuvent en masquer les caractères. D'autres fois la caduque expulsée renferme elle-même des caillots qui peuvent rendre difficile la recherche de l'œuf fécondé.

Nous croyons utile de reproduire ici les caractères que M. Robin (*loc. cit.*) a consignés dans son mémoire au sujet des produits de l'avortement: « Il n'est pas très-rare, dit cet auteur, de trouver à la face interne de la muqueuse utérine des lambeaux de la caduque réfléchie enveloppant primitivement un œuf très-petit et détruit. Parfois, lorsque la grossesse date de deux mois ou environ, on retrouve ou l'embryon ou les enveloppes de l'œuf, aplaties, plissées irrégulièrement, entourées et masquées par le caillot. L'amnios se distingue par sa surface interne, lisse, brillante, d'aspect séreux, par les cellules épithéliales régulières, pavimenteuses, qui le composent entièrement. Le chorion se sépare de l'amnios avec facilité en raison de la même couche du tissu lamineux très-mou qui les sépare, et il n'est pas rare de retrouver entre eux la vésicule ombilicale avec son contenu jaunâtre. Le chorion se reconnaît aux villosités qui recouvrent sa surface et sont intriquées avec la fibrine du caillot. Il se reconnaît aussi à sa structure propre. Pendant le premier mois de la vie intra-utérine, il est constitué par des cellules polyédriques juxtaposées très-adhérentes les unes aux autres, larges de 14 à 16 millièmes de millimètre. »

D'après la description qui précède, on peut voir que la distinction est facile à établir entre les produits de l'avortement et ceux de la dysménorrhée membraneuse.

Mais il est des cas non moins fréquents dans lesquels le diagnostic est plus difficile et plus complexe; nous voulons parler de ceux dans lesquels la muqueuse utérine modifiée et devenue caduque est expulsée dans les premières semaines qui suivent la fécondation, sans qu'il soit possible, au premier aspect, de distinguer les traces de l'œuf encore aux premiers jours de son développement. Nous n'avons pas besoin de revenir ici sur les diverses hypothèses émises autrefois au sujet de la constitution de la membrane caduque. On sait, en effet, depuis les travaux de MM. Coste et Robin, que cette membrane n'est pas, comme on le croyait jadis, un organe nouveau, ni une membrane formée par un suc visqueux sécrété par l'utérus, mais qu'elle est constituée par la membrane muqueuse elle-même de cet organe, modifiée et disposée de façon à recevoir l'ovule qui vient s'y fixer à sa sortie des trompes. On comprend ainsi que, dans les premiers jours de la gestation, l'ovule, encore si jeune et si peu développé, puisse se perdre, pour ainsi dire, et disparaître dans quelque plis de la tunique interne de l'utérus boursouflé, hypertrophié, et présentant cet aspect crébriforme que nous avons précédemment décrit.

Everard Home (1) parle d'une femme de 21 ans, qui succomba huit après avoir eu des rapports sexuels. A l'autopsie, la caduque a été trouvée vide ; ce n'est qu'au bout de quelque temps qu'on a fini par découvrir un tout petit ovule caché près du col, au milieu de filaments.

Nous rapprocherons de cette observation la description que M. Gillet de Grandmont (2) a donnée dans sa thèse d'un utérus au quarantième jour de la grossesse.

« La cavité de cet organe était remplie dans ses deux tiers supérieurs par une tumeur molle et fluctuante, soulevant la face interne de la muqueuse. Celle-ci, boursouflée et creusée de sillons, était très-vasculaire, même sur la portion soulevée, où l'on voyait les vaisseaux se

(1) Philosophical transactions, 1817, part. III, p. 252.
(2) Thèse; Paris, 1864.

continuer nettement avec les sinus de la caduque pariétale. Sur cette partie réfléchie, on trouvait un espace exsangue et privé de glandules, au centre duquel on remarquait une sorte de pertuis ovalaire qui donnait à penser qu'on avait sous les yeux le dernier vestige de l'endroit où l'œuf s'était enfoui dans la muqueuse. En incisant cette paroi, on retrouvait, à sa face profonde, une cicatrice ombiliquée entourée de petites lacunes où venaient plonger les villosités choriales. Le fond de la loge qui renfermait l'œuf était constitué par la muqueuse cloisonnée en forme de lacunes, dans lesquelles plongeaient les villosités; ces lacunes communiquaient directement avec les sinus veineux sous-jacents, et permettaient au sang maternel de venir baigner les houppes placentaires. »

Il résulte donc de ces observations que, dès les premiers temps de la grossesse, l'œuf humain se trouve enfoui dans l'épaisseur de la muqueuse utérine, ce qui explique comment, dans certains cas, il a pu échapper à l'examen. Mais on retrouve toujours, au niveau de la portion de la caduque qui supporte l'œuf, soit un point ombiliqué, soit un pertuis qui tend à se combler peu à peu. Notons en outre, et c'est un caractère fort important pour le diagnostic, que, pendant les deux premiers mois de la grossesse, l'épaisseur de la caduque utérine atteint 12 ou même 15 millimètres, et, d'après la description que nous avons donnée des sacs membraneux rejetés dans la dysménorrhée membraneuse, nous avons vu que leur épaisseur ne dépassait jamais 4 millimètres. La modification subie par l'épithélium de la muqueuse utérine dans les premiers mois de la grossesse pourrait servir en outre à différencier la caduque de la membrane dysménorrhéale proprement dite. On sait, en effet, que cet épithélium, normalement cylindrique ou prismatique, devient pavimenteux. Mais cette transformation ne s'opère qu'à des époques assez avancées de la grossesse, et dans ce cas alors l'œuf présente des caractères assez tranchés pour qu'il ne soit pas permis de le méconnaître. Il est donc regrettable qu'un moyen de diagnostic aussi certain ne puisse pas être plus tôt utilisé. Ainsi donc, au point de vue anatomique, nous n'avons guère d'autres moyens de distinguer la caduque expulsée de l'exfoliation pathologique de la muqueuse utérine que : 1° la présence de l'ovule qu'un examen attentif et scrupuleux permet le plus souvent de reconnaître, soit logé dans un pli de la surface muqueuse, soit dans un des bourrelets que la caduque forme pour le recevoir; 2° l'augmentation beaucoup plus considérable des parois de cette dernière; 3° soit enfin le volume plus grand de la cavité de la caduque. Tels sont les caractères qui nous semblent les plus concluants. Il en est d'autres mentionnés par certains auteurs qui ne nous paraissent pas dignes de la même foi. C'est ainsi qu'on a voulu faire jouer un certain rôle à l'aspect et à la coloration de la caduque : la face extérieure de cette membrane serait, d'après Raciborski, « d'un gris mat et rosé, rappelant l'aspect d'une souris mouillée; sa face interne est toujours lisse, luisante et humide. » De plus, les sacs triangulaires formés par la caduque utérine présenteraient presque toujours aux angles supérieurs, près des *ostia uterina*, de petits appendices filiformes de même couleur et de même consistance que le corps de la poche, formés par des portions de la caduque tubaire. Ces caractères peuvent avoir une certaine valeur, mais ils ne nous paraissent pas être assez constants pour servir de base à notre diagnostic.

Nous citerons enfin un passage du traité de Montgomery, reproduit par Ashwell (1), dans lequel se trouvent mentionnées les particularités qui distinguent l'exfoliation pathologique de la muqueuse qu'il désigne sous le nom de membrane dysménorrhéale (*dysmenorrhœal membrane*) : « Le produit expulsé dans la dysménorrhée, écrit Montgomery (2), manque de quelques-uns des caractères de la vraie caduque, bien que produite par une action de l'utérus analogue à celle par laquelle cette caduque prépare le réceptacle destiné à supporter l'ovule. Ce produit en diffère en deux points : d'abord en ce que c'est un produit morbide, et, de plus, en ce que, n'étant pas destiné, comme la vraie caduque, à être un organe ou du moins un agent de nutrition pour l'œuf, il n'a pas tout à fait la même structure que celle qui est nécessaire à l'accomplissement de cette fonction ; il est mince, friable, d'un blanc sale ou jaunâtre quand on l'a légèrement agité dans l'eau, dépourvu de l'aspect pulpeux, de la couleur rouge vif, de la grande vascularité et des nombreux orifices correspondant aux vaisseaux utérins qu'on observe toujours si distinctement dans la vraie caduque. Il lui ressemble cependant en un point, c'est que sa surface interne est lisse, et l'externe inégale. Pour la texture, il ressemble plus à la caduque réfléchie. Mais on ne peut y découvrir aucune trace des membranes transparentes de l'œuf. Et si ce produit membraneux est expulsé en entier sous la forme d'un sac trian-

(1) Pratical treatise on the diseases peculiar to worme, par S. Ashwell. Londres, 1846, 2e édition.

(2) Montgomery. The signs and symptoms of pregnancy.

gulaire creux, on ne trouve jamais dans son intérieur ce double feuillet formant une poche interne ou une membrane réfléchie, comme cela a lieu pour la caduque utérine. »

Malgré les quelques points discutables que peut présenter cette description, elle indique néanmoins une distinction bien nettement établie dans l'esprit de l'auteur entre l'avortement ovulaire et la dysménorrhée membraneuse. Par conséquent, on peut considérer comme prouvée la différence qui existe entre ces deux états morbides ; nous reviendrons du reste sur les caractères cliniques que présente chacun d'eux, et nous compléterons à cette occasion un diagnostic que nous n'avons encore pu qu'ébaucher.

Enfin, pour terminer l'examen des produits membraneux qui peuvent être confondus avec la muqueuse utérine exfoliée, nous devons citer les cas d'exfoliation de la muqueuse vaginale signalés par le Dr A. Farre (1), qui en a publié plusieurs exemples, parmi lesquels nous citerons un des plus intéressants.

OBSERVATION VI.

Membrane formée dans le vagin et expulsée de cet organe.

« Une dame, écrit M. Farre, réclama mes soins pour des attaques accidentelles de dysménorrhée. Apprenant qu'elle avait quelquefois rendu des membranes, je m'en procurai une que j'examinai sous l'eau. La substance rejetée était constituée par un double feuillet épais, quoique léger ; elle offrait la consistance d'une membrane rude et parchemineuse, d'une couleur blanc opaque. La surface était polie et lustrée. On eût dit une membrane aplatie, arrachée aux parois de l'utérus : elle présentait tout à fait la forme triangulaire

(1) Archives of medic., 1858-59, t. I, p. 71.

de la cavité de cet organe. Les deux feuillets membraneux qui la composaient étaient accolés l'un à l'autre et limités par un bord étroit et mince. Lors même qu'on eût supposé que ce produit venait de l'utérus, il y avait là certaines conditions en désaccord avec une pareille hypothèse. Le volume total de cette membrane qui reproduisait la forme triangulaire de l'utérus, était plus considérable que la cavité de cet organe à l'état de vacuité. Les angles qui auraient dû correspondre aux points où les trompes de Fallope débouchent dans la matrice, ne présentaient pas le plus léger orifice. Il n'y avait nulle part cette apparence crébriforme, produite par les canaux des glandes utérines, qui est si manifestement visible à la face interne des vraies membranes dysménorrhéales. La surface externe, au lieu d'être rugueuse, était polie et lustrée. La masse totale, examinée au microscope, parut constituée par des cellules à noyaux pavimenteuses, et ne présenta aucun des caractères histologiques de la muqueuse utérine. »

Les phénomènes pathologiques qui accompagnent l'expulsion de ces produits, ainsi que quelques-uns des caractères extérieurs de ces derniers, pourraient, dans certains cas, expliquer la possibilité de la confusion. Mais l'examen plus approfondi de ces membranes vaginales permettra de les différencier d'avec la membrane dysménorrhéale. Leur volume, l'absence complète d'orifices à leurs angles, leur forme même dans bien des cas, qui est plutôt cylindrique et présente souvent à l'une de ses extrémités une dépression infundibuliforme correspondant au col de l'utérus, enfin l'existence, sur leur face externe, de plis circulaires, correspondant aux rides vaginales, et surtout la présence constante de cellules épithéliales pavimenteuses, serviront de base au diagnostic. Cependant il est des cas où la confusion semble avoir été faite, et nous avons même trouvé dans les observations publiées par M. Tilt (1), un cas relatif

(1) Archives of medic., t. III, 1861.

à l'expulsion d'une membrane tellement semblable à la muqueuse vaginale exfoliée dont parle M. Farre, qu'on pourrait presque lui appliquer la même description. Elle présentait en effet la même absence d'aspect crébriforme, la même minceur, et les mêmes cellules épithéliales pavimenteuses. L'examen microscopique en avait été fait par le Dr Beale. Cet épithélium pavimenteux ne peut évidemment provenir, en pareil cas, que de la muqueuse vaginale elle-même, ou de celle qui tapisse la surface externe du col, car on ne peut pas invoquer ici l'existence d'une grossesse qui aurait modifié l'épithélium de la muqueuse, puisque cette modification ne se produit guère qu'à partir du second mois qui suit la fécondation, et que chez la malade qui fait le sujet de cette observation, la menstruation était très-régulière.

Nous en dirons autant d'une observation de prétendue dysménorrhée membraneuse présentée par M. Delore (1) à la Société de médecine de Lyon, et relative à une femme de 26 ans, qui depuis un an rendait, à chaque époque menstruelle, des fausses membranes au milieu de caillots avec de vives douleurs. L'examen microscopique ayant démontré la présence de cellules épithéliales pavimenteuses et non cylindriques sur les fausses membranes rendues par la malade, il ne nous semble pas erroné d'admettre dans ce cas la possibilité d'une exfoliation de la muqueuse vaginale.

Cette exfoliation a été du reste signalée par d'autres auteurs. M. Lalboulbène (2) dans son traité sur les affec-

(1) Journal de médecine de Lyon. 1er avril 1868.

(2) Recherches cliniques et anatomiques sur les affections pseudo-membraneuses.

tions pseudo-membraneuses en a étudié les caractères micrographiques; Scanzoni en a énuméré les causes, et enfin Graily Hewitt (1) et Tyler Smith en ont aussi parlé. Ce dernier la considère comme une *vaginite épithéliale.*

De toutes les considérations anatomo-pathologiques qui précédent, il résulte que, si, dans bien des cas, la dysménorrhée membraneuse a été confondue avec diverses autres lésions, nous voyons que les faits que nous avons recueillis nous autorisent à admettre l'existence d'une dysménorrhée comprenant deux formes ;

1° L'une, plus fréquente, quoique relativement assez rare puisque la plupart des médecins français, M. Bernutz entre autres, disent n'avoir jamais eu le bonheur de l'observer, serait caractérisée par l'exfoliation pathologique de la membrane interne de l'utérus et par son expulsion partielle ou totale. Cette forme constituerait la dysménorrhée membraneuse proprement dite ou *exfoliante.*

2° La seconde serait produite par une endométrite spéciale et caractérisée par l'expulsion d'une fausse membrane offrant tous les caractères des exsudats inflammatoires. On devrait, selon nous, lui réserver le nom de dysménorrhée *pseudo-membraneuse* ou *exsudative.*

N'ayant pu trouver d'observation détaillée de cette dernière variété, et ne l'ayant pas observée nous-même, nous bornerons notre description clinique à l'étude de la dysménorrhée membraneuse proprement dite, ou de l'exfoliation pathologique de l'utérus.

(1) The diagnostic and treatment of diseases of women. London, 1863, p. 73.

Nous allons maintenant examiner les conditions pathologiques qui lui donnent naissance.

CAUSES ET PATHOGÉNIE.

Cette affection serait très-fréquente si l'on s'en rapportait à la lecture des auteurs anglais et américains. C'est ainsi que nous trouvons dans le traité de Dewes (1) une courte phrase qui semblerait indiquer que l'auteur a eu souvent l'occasion d'observer cette maladie. « J'ai obtenu, dit-il, d'excellents résultats de la *teinture de gaïac* dans plus de *cent cas* de dysménorrhée membraneuse. »

Oldham, de son côté, la considère comme bien moins rare que la dysménorrhée mécanique.

Si nous rapprochons ces assertions de celles des gynécologistes français nous trouvons une divergence qui nous semble difficile à expliquer. A quoi donc tiennent ces opinions contradictoires? Elles doivent, être attribuées à l'obscurité même qui a régné sur ce sujet et qui paraît exister encore aujourd'hui dans l'esprit de certains auteurs.

Tandis que les uns mettent sa réalité hors de contestation, il en est d'autres au contraire qui, se fondant sur les ressemblances souvent très-grandes que présente l'exfoliation pathologique de la muqueuse avec les produits expulsés dans les premières semaines de la conception, confondent ces deux états morbides ou même contestent absolument la réalité du premier, qui ne

(3) Treatise on diseases of females. Philadelphie, 1854, 10e éd., p. 133.

serait, selon eux, que le second méconnu. Telle est l'opinion de M. le professeur Robin, telle était aussi dans le principe celle de M. Raciborsky (1), comme on peut en juger par la lecture de son mémoire sur l'exfoliation de la membrane interne de l'utérus, dans lequel cet auteur, après avoir énuméré plusieurs observations considérées comme des cas de dysménorrhée membraneuse, finit par les rattacher à des avortements ovulaires.

Mais nous nous empressons d'ajouter qu'il est revenu de cette opinion trop exclusive dans son récent traité sur la menstruation, et qu'il a lui-même rapporté des exemples incontestables de l'affection qui nous occupe.

Nous avons essayé d'éclaircir l'obscurité qui règne sur cette question en recueillant toutes les observations relatives à ce sujet. Après une analyse attentive, nous avons vu qu'en effet, parmi un nombre assez considérable de cas, les uns se rapportent à des affections tout à fait étrangères, les autres sont des avortements méconnus; et après cette élimination faite, il ne nous reste qu'un nombre assez restreint d'observations ayant réellement trait à la dysménorrhée membraneuse.

Ainsi, sur 26 cas que nous avons réunis, nous en avons trouvé 14 appartenant à la dysménorrhée membraneuse, 1 seul à la dysménorrhée pseudomembraneuse, 8 autres peuvent être rattachés à des avortements, et 3 enfin étaient trop incomplets pour que nous ayons pu les ranger dans l'un ou l'autre de ces trois groupes.

(1) Exfoliation physiologique et pathologique de la membrane interne de l'utérus. 1857, Moniteur des hôpitaux.

Les faits sur lesquels repose l'existence de la dysménorrhée membraneuse, quoique peu nombreux à la vérité, n'en sont pas moins incontestables; mais la pathologie de cette affection est entourée de grandes obscurités, car la plupart des observations que nous avons recueillies sont trop incomplètes, trop sommaires, pour qu'on puisse en déduire les éléments d'une étude nosologique détaillée.

Au point de vue de l'âge des malades, nous avons trouvé que l'affection se montrait ordinairement de 20 à 35 ans, c'est-à-dire à ce moment de la vie de la femme où les fonctions utérines sont dans leur entier développement.

Cependant nous en avons trouvé un exemple, publié par le Dr Dubois (de Neufchâtel), relatif à une jeune fille de 18 à 19 ans (1); nous allons le reproduire.

OBSERVATION VII.

Mlle Sophie B..., âgée de 18 à 19 ans, était déjà affectée de flueurs blanches avant l'arrivée des époques qui vinrent de bonne heure, mais furent toujours plus ou moins douloureuses et irrégulières par leur quantité et leur apparition. L'écoulement blanc continua et des symptômes chlorotiques, et en particulier la gastralgie, se montrèrent deux ou trois fois chaque année. Je soignai cette jeune personne pendant deux ans avant qu'elle se hasardât à me confier, qu'après de fortes douleurs, elle rendait un *morceau de chair*. Je crus qu'elle avait vu quelques petits caillots, mais elle prétendait ne s'être pas trompée et je la priai d'en conserver à ses époques prochaines. Le 8 avril 1847, elle me montra un tube membraneux, rose pâle (il était trempé dans l'eau pour en enlever le sang), ayant exactement la forme et les dimensions d'un moule de la cavité d'une matrice vierge. La partie supérieure du petit sac, qui avait dû être appliquée contre le fond de l'utérus, était déchirée et contenait un

(1) Gazette médicale de Paris, 1847, n° 37.

petit caillot de sang. L'ouverture ou le goulot de la petite bouteille était frangé. Je fendis le sac dans sa longueur; son tissu était blanc, très-lâche, facile à déchirer : c'était un léger feutre dont l'extérieur était tomenteux et l'intérieur très-lisse.

La jeune fille du Dr Dubois offrait toutes les apparences d'une conduite régulière, l'exfoliation s'opérait chez elle avec une telle exactitude que la malade pouvait l'annoncer en quelque sorte à jour fixe pour la prochaine époque des règles.

Malgré toutes nos recherches, il nous a été impossible de trouver un seul fait relatif à des filles vierges; cependant M. Till (1) semble en avoir observé, puisque nous trouvons dans son mémoire la phrase suivante : « Des membranes dysménorrhéales sont expulsées aux périodes menstruelles par des vierges, par des veuves et par des femmes à l'âge critique, et par des femmes mariées n'ayant aucun rapport avec leur mari. »

Un fait authentique de dysménorrhée membraneuse chez une fille vierge suffirait pour lever tous les doutes qui pourraient exister encore dans l'esprit des auteurs, au sujet de la confusion qu'on a voulu établir entre cette affection et l'avortement dans les premières semaines après la conception.

Nous avons trouvé notées, dans les observations de Morgagni et de Tyler Smith que nous avons relatées, des particularités qui viennent à l'appui de notre opinion; les femmes qui font le sujet de ces observations continuaient à expulser des lambeaux membraneux, même après s'être complétement abstenues de rapports

(1) Archiv. of med., t. III.

sexuels ; leur affirmation est si catégorique que nous la croyons digne de foi.

Nous rapprochons de ces deux cas l'observation de M. Dubois que nous venons de citer.

Nous ne nous étendons pas longuement sur les diverses causes prédisposantes que l'on pourrait attribuer à la dysménorrhée membraneuse ; deux éléments distincts constituent ce phénomène morbide, l'exfoliation de la muqueuse et son expulsion.

Essayons maintenant d'entrer plus avant dans la question et de rechercher quelle est la cause prochaine de ces actes pathologiques. La dysménorrhée membraneuse est essentiellement liée à la menstruation, puisque dans tous les cas on l'a vue survenir à l'époque des règles ; c'est donc cette fonction périodique que nous devons interroger pour avoir l'explication des différents phénomènes de la maladie.

Nous avons vu dans nos considérations anatomiques les changements que subissait la muqueuse de l'utérus sous l'influence de la menstruation, et nous avons mentionné en même temps les modifications éprouvées par l'appareil vasculaire de l'utérus au moment du flux menstruel.

Certains auteurs, et nous serions assez disposé à partager leur opinion, ont admis l'existence d'une exfoliation insensible de la muqueuse utérine à chaque période menstruelle : la preuve en est, en effet, dans la présence de cellules d'épithélium prismatique que l'on trouve sous le champ du microscope lorsqu'on examine le liquide cataménial. Pourquoi, dans certains cas, l'exfoliation de la muqueuse utérine se fait-elle en masse ou en fragments plus ou moins volumineux ? C'est que vraisemblablement, dans ces cas, la muqueuse utérine est plus hypertrophiée et offre un obstacle à l'écoulement du sang menstruel. On comprend ainsi qu'elle puisse se décoller des parois de la cavité, et que, jouant alors le rôle de corps étranger, elle soit ultérieurement expulsée ; mais nous ne pouvons, à cet égard, émettre qu'une simple hypothèse.

A quoi peut tenir cet accroissement d'épaisseur de la muqueuse utérine? A ce sujet de nombreuses explications ont été proposées. Les uns l'ont attribué à une hyperémie plus considérable et souvent répétée : tels sont MM. Courty, Scanzoni, Cazeaux et Lorrain ; d'autres ont invoqué l'inflammation de la muqueuse. Sans nier l'influence que des congestions fréquentes et excessives peuvent exercer sur la constitution anatomique de l'utérus, l'endométrite nous paraît être la cause la plus fréquente, sinon exclusive, de ce phénomène.

Ne trouve-t-on pas, en effet, dans la relation des cas de dysménorrhée deux groupes de symptômes? Les uns, intermittents et périodiques, se reproduisent à chaque époque menstruelle et appartiennent en propre à la dysménorrhée ; les autres, au contraire, continus, sont évidemment l'expression d'un état morbide permanent de l'organe utérin.

Ainsi l'exfoliation pathologique de la muqueuse constituerait donc un phénomène symptomatique d'une affection catarrhale ou inflammatoire de la muqueuse utérine. Cette opinion nous semble non-seulement confirmée par l'étude clinique des phénomènes morbides qui précèdent ou accompagnent l'expulsion de la membrane dysménorrhéale, mais encore par l'analogie que présente cette exfoliation pathologique avec de semblables phénomènes qui ont été observés sur d'autres muqueuses.

Nous aurons bientôt l'occasion de revenir sur ces faits, qui sont du plus haut intérêt dans la question qui nous occupe.

Oldham, dont la compétence en pareille matière ne saurait être mise en doute, puisqu'il est un des premiers qui se soient occupés de la dysménorrhée membraneuse, ne rattache pas cette affection à l'inflammation ni à la congestion utérine, mais la considère comme le résultat d'un travail morbide ayant son siége primitif dans l'ovaire. Cette *ovarian influence*, pour nous servir de sa propre expression, a été admise par quelques-uns, mais diversement interprétée par eux. Tilt, dans son *Traité des maladies de la menstruation,* admet la dépendance fréquente de cette affection de l'ovarite subaiguë. Cette relation est aussi mentionnée par Rigby, Swalt et Coley. Voici comment s'exprime M. Tilt (1) : « Nous savons que les ovaires, en vertu de leur influence prépondérante sur l'utérus, amènent périodiquement une turgescence vasculaire dans les parois de cet organe, et il n'est pas surprenant que l'ovarite entraîne très-fréquemment l'exagération de cet état physiologique ou l'inflammation de la surface interne de l'utérus et de son col, transformant ainsi la muqueuse transparente et mince de la matrice en une membrane épaisse, lisse et crébriforme, et produisant la rétention ou l'excrétion douloureuse du flux cataménial, qui est accompagné de l'expulsion de la membrane *pseudo-déciduale.*

Hewitt semble professer une opinion à peu près ana-

(1) Tilt. On diseases of menstruation and ovarian inflammation.

logue, comme on peut en juger par ce qui suit : « La relation fonctionnelle utérine existant entre l'utérus et les ovaires étaye l'opinion que les cas de dysménorrhée membraneuses s'expliquent par un état pathologique de l'ovaire et, pour ainsi dire, par une perversion fonctionnelle de son influence sur l'utérus. »

Ces explications nous paraissent assez judicieuses, mais celle qu'a donnée Oldham en diffère essentiellement. Selon ce dernier auteur, dont nous avons essayé d'interpréter exactement la pensée par la lecture de son Mémoire (1), la membrane dysménorrhéale ne serait ni un produit d'inflammation, ni une masse épaisse d'épithélium, mais un produit de sécrétion des glandes utérines, comme la membrane caduque ; elle est, ajoute cet auteur, détachée et expulsée de la même manière. Le travail morbide ne commence pas dans l'utérus, mais dans l'ovaire. Il y a d'abord une congestion ovarique qui met en jeu la sympathie des glandes utérines, d'où résulte la sécrétion de la fausse membrane caduque de l'engorgement de l'utérus. » Cette interprétation, reposant sur une erreur physiologique, a conduit Oldham à une conclusion fausse, mais non incompréhensible, comme semble le croire M. Bernutz.

Nous n'osons pas être aussi catégorique que cet habile observateur, en considérant les connexions intimes qui rattachent entre eux les différents organes de l'appareil génital. Ne voit-on pas, en effet, bien souvent les affections ovariennes retentir secondairement sur l'utérus et en altérer les fonctions, et ne pourrait-on pas comprendre que l'ovaire jouât un certain rôle dans la pro-

(1) Archives générales de médecine, 1847, t. XIV, p. 371.

duction de la dysménorrhée membraneuse, soit en exagérant les phénomènes physiologiques qui accompagnent la menstruation, soit en déterminant secondairement dans l'utérus des lésions qui, à leur tour, peuvent causer la maladie qui nous occupe.

Il serait vraiment intéressant, comme le dit fort bien M. Raciborsky, de pouvoir trouver l'occasion d'examiner les ovaires d'une femme qui aurait succombé à la suite d'une dysménorrhée membraneuse. Qui sait si on ne trouverait pas dans les ovaires des modifications spéciales qui pourraient faire supposer que la première impulsion pour cette singulière forme de dysménorrhée part de ces organes.

Les musées des hôpitaux de Londres renferment quelques pièces pathologiques relatives à la dysménorrhée membraneuse ; malheureusement l'état de l'utérus se trouve seul mentionné par Tilt (1), qui, dans une intéressante communication à la Société médicale de Londres, a fait remarquer que l'utérus des femmes affectées de cette forme de dysménorrhée, comparé à celui des femmes mortes pendant la menstruation régulière, présente une muqueuse plus épaisse et plus injectée. Ce résultat se trouve confirmé par l'examen microscopique de l'utérus d'une femme dysménorrhéique, qui a été l'objet de sa communication. Scanzoni, de tous les faits qu'il a observés, n'en a pu citer qu'un seul où l'utérus était parfaitement sain, et il s'empresse d'ajouter qu'il est fort douteux que la dysménorrhée membraneuse ait une existence essentielle et primitive.

(1) Lancet, 1853.

Nous pouvons conclure de là que si l'influence ovarienne reste encore indécise, le rôle de l'inflammation utérine sur l'hypertrophie de la muqueuse et par conséquent de la membrane dite dysménorrhéale doit être considéré comme un fait établi, sinon toujours, du moins dans l'immense majorité des cas. Mais la physiologie pathologique de cette affection comprend en outre un autre élément dont nous n'avons pas encore tenu compte; nous voulons parler de l'expulsion de cette membrane dysménorrhéale produite par une exagération de l'hypertrophie physiologique. Quel est le mécanisme de cette espèce d'accouchement, souvent difficile et toujours douloureux? Comment se produit le décollement de la muqueuse et le détachement de ces lambeaux membraneux qui sont rejetés au dehors? A ce sujet, de nombreuses interprétations, pour la plupart contradictoires, viennent se présenter.

Niemeyer explique ainsi le mécanisme de cette exfoliation : « Il peut arriver, dit-il, que par des congestions très-vives vers la matrice, un exsudat soit déposé entre le parenchyme utérin et la muqueuse, et que cette dernière soit détachée par lambeaux plus ou moins grands et expulsée de la cavité. »

Suivant M. Coste, l'exfoliation résulterait d'une congestion sanguine trop grande, d'une sorte d'apoplexie de la muqueuse, et il appuie son opinion sur la présence presque constante de petits caillots sanguins infiltrés dans le tissu de la membrane expulsée.

Cette apoplexie, suivant nous, peut être sous-muqueuse ou intra-muqueuse, et l'on comprend aisément le décollement partiel ou total qu'elle peut produire, surtout lorsqu'on tient compte de la faible adhérence de la membrane externe de l'utérus au tissu sous-jacent pendant la période menstruelle, comme nous avons eu l'occasion de le signaler dans le premier chapitre de notre travail. Tout en admettant ce mécanisme, nous sommes bien loin de nier les autres modes de décollement de la muqueuse. Nous admettons, en effet, avec M. Gillet de Grandmont, qu'une phlogose excessive puisse décoller la muqueuse hypertrophiée, mais la disposition spéciale que la muqueuse aurait à s'exfolier nous paraît assez invraisemblable, quoiqu'elle ait été admise par M. Courty.

Nous croyons enfin que, dans certains cas, les contractions excessives de la couche musculaire de l'utérus qui précèdent et accompagnent l'excrétion du flux cataménial, peuvent mécaniquement produire le décollement de la muqueuse ou tout au moins le favoriser.

Cette forme de dysménorrhée, en apparence si singulière, n'est cependant pas une affection sans analogue dans la pathologie. Nous avons, en effet, trouvé plusieurs exemples d'exfoliation pathologique d'autres muqueuses. Nous ne pouvons entrer ici dans l'étude détaillée de ces questions, fort intéressantes, du reste, mais qui ne se rapportent qu'indirectement à notre sujet. Nous ne croyons pas cependant inutile d'insister sur l'exfoliation pathologique des muqueuses de la vessie et du vagin ; car non-seulement elles serviront de complément à cette étude pathogénique, mais elles pourront encore éclairer quelques points restés incomplétement élucidés.

L'exfoliation de la muqueuse vésicale est un fait assez rare; cependant nous avons pu en recueillir quelques cas. M. Deneffe (1) en a rapporté cinq observations, dont l'une empruntée aux *Archives d'anatomie pathologique* de Virchow, est relative au détachement complet de la muqueuse vésicale constatée chez une femme par le professeur Luschka, de Tubingue, en 1856. Nous en résumons ici les traits principaux. Il s'agit d'une femme enceinte de trois mois; elle était atteinte d'une rétention d'urine depuis trois semaines; on fit une ponction de la vessie, et la femme mourut au bout de douze jours.

A l'autopsie, on trouva la vessie distendue par un liquide purulent, sale, mêlé de flocons fibrineux, et par une poche close de toutes parts qui renfermait l'urine dans son intérieur. L'examen histologique fit reconnaître au célèbre micrographe que les parois du sac étaient constituées par les éléments normaux de la muqueuse vésicale.

M. Luschka donne cette lésion comme le résultat d'une inflammation diphthéritique, qui aurait provoqué l'épanchement d'un exsudat dans l'épaisseur du tissu cellulaire sous-muqueux; les modifications survenues dans ce tissu, entraînant un trouble dans la nutrition de la muqueuse, auraient déterminé sa séparation dans toute son étendue.

Dans quelques cas plus rares, l'exfoliation de la muqueuse vésicale peut s'accompagner de son expulsion. Dans un cas rapporté par Spencer Wells (2), la muqueuse de la vessie, après avoir été décollée, fut rejetée par l'urèthre.

(1) Bulletin de la Société anatomique de Paris, t. VII, 1862.
(2) Obstetrical transaction, vol. IV

Nous rapprocherons de ces cas les observations de desquamation vaginale publiées par Farre, et dont nous avons cité plus haut un exemple. Nous avons déjà dit que Tyler Smith (1) rattachait cette exfoliation vaginale à une inflammation de la muqueuse, et qu'il désignait cet état sous le nom de *vaginite épithéliale*. En considérant le rôle que joue l'inflammation dans ces deux variétés d'exfoliations épithéliales, ne serait-on pas autorisé à admettre, pour la dysménorrhée membraneuse, une semblable influence, et à lui reconnaître pour cause, dans la majorité des cas, une endométrite que l'on pourrait désigner sous le nom d'*endométrite exfoliante?*

Enfin, pour terminer ces considérations, nous croyons intéressant d'emprunter à la médecine comparée quelques exemples qui serviront, pour ainsi dire, de complément à notre étude. Nous trouvons dans le mémoire de M. Eugène Giraudet, professeur suppléant à l'Ecole préparatoire de Tours, d'intéressants détails sur l'exfoliation de la muqueuse utérine chez les animaux, qui montrent non-seulement sa possibilité, mais encore les particularités qui l'accompagnent. Nous en présentons ici quelques extraits : L'exfoliation d'une partie de la muqueuse utérine, dit cet auteur, s'accomplit non-seulement chez la femme pour produire la caduque, mais elle peut aussi avoir lieu accidentellement et pathologiquement sans rapports sexuels; le travail de l'exfoliation peut se faire par lambeaux membraneux ou par totalité; dans ce dernier cas, il est plus rapide et les suites en sont moins graves. Chez les ruminants, les cotylédons sont les points de la muqueuse utérine où l'on retrouve tous

(1) Loc. cit.

les éléments caractéristiques de la muqueuse utérine de la femme (follicules divers), et ce sont précisément ces cotylédons qui s'exfolient de préférence aux autres parties. De part et d'autre, il y a ampliation considérable de l'organe gestateur, et l'on ne trouve aucune trace des produits de la conception. Dans les carnassiers, chienne et chatte, l'analogie est plus frappante; l'exfoliation peut être précédée d'un écoulement sanguinolent; la muqueuse peut être détachée par fragments ou en totalité. Chez les ruminants, les cotylédons ne se renouvelant plus, la stérilité sera d'autant plus inévitable que la quantité de cotylédons détachés sera plus grande. Chez ces derniers, l'exfoliation est purement accidentelle, et peut revêtir les formes d'une véritable épidémie. Chez les carnassiers, il y a plus d'analogie avec ce qui se passe chez la femme, la muqueuse pouvant se reproduire partiellement ou en totalité.

Les faits observés par M. Giraudet avaient déjà été entrevus par Morgagni, qui a rapporté deux cas analogues observés sur des chiennes. Gotwald et Vallisnieri en ont aussi vu de semblables.

CHAPITRE IV.

ÉTUDE CLINIQUE.

Nous avons vu, dans le chapitre précédent, de combien de difficultés est entourée l'étude anatomo-pathologique de la dysménorrhée membraneuse. On peut juger, d'après l'aperçu historique que nous en avons donné, des interprétations diverses et multiples auxquelles elle a donné lieu. Cependant, les recherches modernes ont permis d'assigner aux produits expulsés dans cette forme de dysménorrhée des caractères spéciaux qui ne permettent plus de la confondre avec les affections qui peuvent la simuler.

Une question plus difficile se présente maintenant à nous, c'est de rechercher les caractères cliniques de cette dysménorrhée, et de grouper les phénomènes pathologiques qui l'accompagnent pour en constituer la symptomatologie. Cette étude est d'autant moins aisée que la plupart des auteurs qui ont mentionné cette affection n'ont indiqué que des signes vagues et inconstants. L'obscurité qui règne encore sur ce sujet dépend plus encore de la confusion établie dans l'esprit des auteurs que de sa complexité même.

En effet, les descriptions qu'ils en ont données se rapportent, en général, à des faits qui n'avaient entre eux aucun rapport. C'est ainsi qu'ils ont réuni dans un même groupe les cas de dysménorrhée membraneuse, d'avortement précoce ou de lésions tout à fait étrangères.

Une autre raison, qui n'a pas peu contribué à nuire à la clarté de cette étude, tient à ce que l'on n'a pas assez nettement séparé les phénomènes propres à la dysménorrhée des troubles primitifs ou secondaires de cette affection. Nous avons essayé d'éclairer ces points de séméiologie, restés encore confus, par une analyse attentive des observations qui pouvaient se rattacher d'une façon évidente à l'affection qui nous occupe. Cette étude, malheureusement, n'a pas été aussi fructueuse qu'aurait permis de le supposer le nombre des cas que nous avons pu recueillir. Mais nous devons attribuer ce résultat au peu de détails explicites consignés dans les observations.

Dans presque tous les faits que nous avons examinés, on peut trouver réunis deux groupes de symptômes, dont l'un, composé de phénomènes irrégulièrement intermittents et périodiques, pouvait être attribué avec assez de vraisemblance à la dysménorrhée membraneuse, mais dont l'autre, formé de symptômes continus, était évidemment l'expression d'un état morbide permanent des organes génitaux existant concurremment chez les malades, et que nous sommes porté à considérer comme la condition étiologique primordiale des autres accidents. Nous ne croyons pas utile d'insister longuement sur ces derniers phénomènes que l'on peut considérer, dans la majorité des cas, comme les signes d'une inflammation chronique de la muqueuse utérine. C'est ainsi que nous trouvons mentionné dans presque toutes les observations un écoulement leucorrhéique plus ou moins abondant, accompagné de symptômes qui paraissent être sous la dépendance d'une endométrite primitive. Mais revenons aux accidents dysménorrhéiques qui constituent le principal sujet de notre travail. Nous devons ici séparer les phénomènes appartenant à la dysménorrhée des troubles spéciaux qui caractérisent cette forme.

D'une façon générale, tous les accidents dysménorrhéiques ont un fond commun, c'est la lenteur, la difficulté avec laquelle s'établit chaque fois l'écoulement menstruel, c'est la présence, pendant plusieurs heures ou plusieurs jours avant son apparition, de douleurs dans tout le système utérin irradiant vers les parties voisines ou vers d'autres appareils de l'organisme, douleurs qui s'accroissent jusqu'au moment de l'apparition du flux cataménial. Ces mêmes symptômes se retrouvent en effet dans la dysménorrhée membraneuse, plus intenses et plus accentués que dans les autres formes.

On pourrait donc considérer cette variété comme une dysménorrhée congestive ou inflammatoire à laquelle se serait ajouté un élément nouveau et caractéristique, c'est-à-dire l'exfoliation pathologique de la muqueuse utérine et son expulsion consécutive. Nous ne parlerons pas ici de la dysménorrhée pseudo-membraneuse dont nous avons déjà dit précédemment quelques mots, sa rareté est telle en effet que nous croyons pouvoir la passer sous silence.

On pourrait donc établir dans l'étude séméiologique de cette affection trois ordres de phénomènes : les uns survenant dans l'intervalle des règles, les autres apparaissant au moment de l'établissement du flux menstruel, et les derniers, enfin, accompagnant l'expulsion du produit membraneux.

1° *Phénomènes indépendants de la menstruation.* — La plupart des malades affectées de dysménorrhée membraneuse présentent, dans l'intervalle des règles, des troubles plus ou moins marqués que nous considérons comme liés à des lésions de l'appareil utérin : telles sont les douleurs plus ou moins vives qu'elles ressentent dans l'hypogastre, aux lombes, aux aines, parfois même au sacrum, se propageant vers l'anus ou dans le canal inguinal (Oldham), douleurs exaspérées par la marche, et la station debout longtemps prolongée ; parfois ces douleurs se calment pour reparaître bientôt sous l'influence de la cause la plus légère. Le coït les réveille souvent avec une acuité telle que les malades le redoutent ou l'évitent (Oldham, Ashwell); dans certains cas même il survient un léger écoulement de sang après chaque rapport sexuel. Mais c'est surtout, comme nous allons le voir, au moment où s'établit la congestion cataméniale que ces phénomènes douloureux atteignent leur paroxysme.

Outre ces accidents qui suffiraient déjà pour faire soupçonner l'existence d'une lésion utérine, il en est d'autres qui permettent pour ainsi dire de l'affirmer : tel est l'écoulement épais et abondant, quelquefois blanc, d'autres fois jaunâtre, qui précède souvent de plusieurs années l'apparition des accidents dysménorrhéiques. Cette leucorrhée se trouve mentionnée par la plupart des observateurs (Tyler Smith, Ashwell, Oldham, Tilt, Graily Hewitt, Dubois, Bernutz). Elle paraît dépendre d'une endométrite aiguë ou d'un catarrhe utérin. Mais la lésion n'est pas toujours bornée au corps de l'utérus : nous trouvons en effet mentionnée souvent l'existence d'excoriations légères (Hegar, Tilt) ou de granulations sur le col utérin (Oldham). Parfois même les lèvres du museau de tanche sont congestionnées et douloureuses (Tilt), d'autres fois épaissies et violacées. Dans certains cas plus rares l'orifice du col est rétréci (Tyler Smith, Henning, Mackintosh). Quant aux lésions ovariques auxquelles Oldham et Tilt semblent faire jouer un si grand rôle dans la production de la dysménorrhée, nous croyons que leur influence a été peut-être trop exagérée par ces auteurs, mais nous n'osons pas toutefois la mettre en doute. Nous mentionnerons plus particulièrement cette forme d'ovarite décrite par le Dr Rossignol sous le nom d'*ovarite menstruelle*, à laquelle Négrier a donné le nom de *vésiculite cataméniale*, et que M. Raciborski nomme avec plus de raison *ovarite folliculeuse*. M. Chéreau a rapporté deux observations de dysménorrhée liées à cette inflammation des ovaires, et il n'est pas irrationnel d'admettre la possibilité d'une connexité entre ces deux affections.

2° *Phénomènes survenant au moment de la menstruation*. — Dans certains cas, assez rares à la vérité, les troubles n'existent à proprement parler qu'à l'époque des règles. Dans la période intercalaire, il n'y a pas de symptômes ou du moins ils sont si peu accusés qu'ils peuvent passer inaperçus.

On observe presque toujours cependant quelques-uns des phénomènes que nous venons de mentionner, et qui augmentent d'autant plus d'intensité que l'on se rapproche davantage du moment de l'invasion des règles. A cette époque, en effet, les douleurs deviennent vives et parfois déchirantes. Plusieurs malades même les comparent à celles de l'accouchement. Leur siége est assez variable. M. Scanzoni a noté chez une de ses malades une douleur vive et pongitive à la région des reins et de l'ombilic ; quelquefois le rayonnement douloureux a lieu vers les aines et les cuisses ; le plus souvent des douleurs excessives se font sentir dans l'hypogastre ou aux lombes. Elles sont parfois tellement violentes que le repos absolu au lit est impuissant à les calmer. Elles s'accompagnent dans certains cas du gonflement de l'abdomen qui ne peut supporter l'approche de la main ni même le contact des vêtements. Parfois elles provoquent des envies fréquentes d'uriner avec chaleur et sensation de brûlure pendant la miction. Les malades sont en proie à une agitation excessive accompagnée dans quelque cas d'insomnie, de délire, et même d'un état fébrile assez intense.

Les douleurs ne sont pas toujours continues; elles peuvent présenter des alternatives de recrudescence et de calme plus ou moins marquées; mais ce n'est qu'après l'expulsion de la muqueuse exfoliée que survient un apaisement manifeste, et souvent la complète disparition des accidents.

La menstruation n'est pas seulement douloureuse et difficile, elle présente presque toujours en outre des irrégularités et des perturbations. C'est ainsi qu'elle peut être retardée, et que l'on voit les règles ne revenir que toutes les cinq, sept ou neuf semaines (Hegar). Elles manquent quelquefois un ou deux mois, et les douleurs qui apparaissent aux époques suivantes sont alors beaucoup plus vives (Charpignon).

Quant à l'écoulement sanguin, il est assez variable : tantôt modéré, tantôt très-abondant; Tyler Smith et Tilt disent même avoir observé des cas de véritables ménorrhagies. — Quelquefois le sang s'échappe goutte à goutte «(stillicidium uteri d'Aétius),» ou s'accompagne de l'expulsion de caillots plus ou moins volumineux (Henning, Hegar). L'établissement du flux cataménial semble tout d'abord faire cesser les douleurs utérines, mais elles reparaissent bientôt pour devenir déchirantes, et ne se dissiper complétement qu'après l'expulsion définitive de la membrane dysménorrhéale. Cette expulsion se fait quelquefois vingt-quatre heures après l'apparition de l'écoulement (Graily Hewitt); d'autres fois plutôt au bout de quatre, cinq ou six heures, ordinairement après une durée de quatre à six jours.

Mais un fait digne de remarque, c'est que l'exfoliation pathologique de la muqueuse reste si bien sous l'influence de l'orgasme menstruel, qu'elle n'a jamais lieu qu'au moment des règles; elle commence et finit pendant leur durée, sauf à recommencer aux époques suivantes, toujours sous l'influence d'une nouvelle congestion cataméniale.

3° *Phénomènes liés à l'expulsion du produit membraneux.* — Après une durée plus ou moins longue de ces phénomènes prodromiques, les malades expulsent au dehors la membrane muqueuse de l'utérus complète sous forme de sac membraneux, ou bien des lambeaux plus ou moins volumineux, irréguliers et aplatis, présentant enfin tous les caractères que nous avons décrits précédemment. Cette expulsion, lorsqu'elle est complète, n'a lieu qu'une fois à chaque époque menstruelle, tandis que si elle est partielle, elle peut se produire à diverses reprises, et chacun des lambeaux muqueux rejetés occasionne de nouvelles douleurs.

On voit même certaines femmes présenter cinq ou six expulsions semblables dans la même journée, ou rejeter, à des intervalles plus éloignés, des fragments membraneux qui peuvent parfois se trouver mêlés à des caillots sanguins.

Lorsque l'exfoliation de la muqueuse est totale, on peut sentir par le toucher vaginal, qu'on ne doit jamais négliger dans ces cas, l'orifice du col, qui, d'abord rétréci et comme contracturé, s'entr'ouvre et se dilate peu à peu.

Quand la dilatation a atteint un certain degré, il est possible quelquefois de trouver la poche membraneuse engagée dans la cavité cervicale. Bientôt, les contractions utérines devenant plus fortes, le sac muqueux peut venir faire hernie dans le vagin. Dans ces cas, on pourrait le confondre avec un polype utérin, erreur qui semble avoir été commise dans le fait cité par Mme Boivin.

Après cette expulsion, l'écoulement menstruel reprend son cours pendant quelque temps encore, et présente d'ordinaire une abondance plus considérable; mais le fait réellement caractéristique de cette dysménorrhée exfoliante est l'apaisement immédiat de tous les phénomènes douloureux, et la brusque sédation qui succède à l'expulsion.

Tels sont les phénomènes propres à cette forme de dysménorrhée. Quelques auteurs ont considéré ces produits exfoliés comme pouvant dans certains cas déterminer, par leur engagement dans le col utérin, la rétention du flux menstruel. Nous sommes assez disposé à accepter l'opinion de M. Bernutz, qui rattache le trouble de l'excrétion cataméniale à l'état morbide de la muqueuse utérine, au lieu de le considérer comme le résultat de l'obstacle apporté par la membrane dysménorrhéale à l'écoulement des règles. Ce mécanisme, invoqué par Mme Boivin pour expliquer la rétention menstruelle temporaire qui s'observe dans la dysménorrhée membraneuse, se trouve en défaut dans la plupart des observations. En effet, dans presque tous les cas, les caillots sanguins, au lieu d'être contenus dans la cavité même de la poche membraneuse, l'enveloppent au contraire extérieurement. Si l'on peut admettre avec quelque raison que la membrane dysménorrhéale, détachée de la muqueuse utérine et devenue flottante au milieu du sang menstruel, puisse en rendre momentanément difficile l'excrétion, il est moins aisé de comprendre qu'elle puisse l'entraver complétement; aussi sommes-nous assez porté à croire que l'expulsion laborieuse et pénible de la membrane dysménorrhéale est bien moins due, comme le fait judicieusement observer M. Bernutz, à l'obstacle apporté à l'écoulement du sang par la muqueuse exfoliée qu'à la difficulté de la dilatation du col utérin qui, « lorsqu'il est enflammé, entrave l'excrétion menstruelle par un mécanisme semblable à celui qui, dans le cystite du col, donne lieu à la rétention urinaire. » Ce qui confirme cette opinion, c'est que dans les cas où la membrane dysménorrhéale est très-incomplète et rejetée par lambeaux souvent très-petits, leur expulsion n'en est pas moins difficile et douloureuse. Pour terminer cette étude symptomatologique, nous signalerons le développement des péritonites partielles et les déviations utérines qu'Oldam a considérées comme le résultat de la dysménorrhée membraneuse elle-même, et que nous croyons être beaucoup plutôt les conséquences plus ou moins éloignées de l'affection primitive des organes de l'appareil utérin.

DIAGNOSTIC ET PRONOSTIC.

La dysménorrhée membraneuse présente, comme nous venons de le voir, des caractères cliniques assez tranchés pour qu'il ne soit pas permis de la confondre dans la majorité des cas avec les autres formes de dysménorrhée; l'expulsion des produits membraneux, l'intensité des phénomènes douloureux qui l'accompagnent, les caractères anatomiques des produits expulsés, suffisent pour lever tous les doutes et pour faire éviter toute erreur.

Cependant il est des cas où le diagnostic est difficile, et où la confusion peut être commise; nous voulons parler des avortements survenant au début de la grossesse. Malgré la grande ressemblance des produits provenant de l'exfoliation pathologique de la membrane interne de l'utérus avec ceux des avortements ovulaires, on peut néanmoins les distinguer à l'aide de l'examen attentif de leur constitution anatomique et de quelques caractères tirés de l'observation clinique. Nous avons déjà parlé des premiers, nous allons maintenant nous occuper des symptômes propres à ces deux affections. La dysménorrhée exfoliante, en tant que trouble menstruel, est toujours liée aux époques cataméniales; elle n'a jamais lieu qu'au moment des règles; elle commence et finit pendant leur durée, sauf à se reproduire aux époques suivantes. Elle peut ainsi se répéter à plusieurs reprises pendant des années; on la vue même persister pendant six ans (Hegar). Les produits membraneux provenant d'une conception ne sont pas constamment liés à la menstruation. Leur expulsion est généralement précédée d'une aménorrhée d'une durée plus ou moins longue; de plus, dans ces derniers, on retrouve presque toujours la forme de sacs membraneux, tandis que, assez souvent, la dysménorrhée exfoliante s'accompagne de l'expulsion de simples lambeaux. Enfin Mme Lachapelle, reproduisant une idée ancienne, souvent vraie en clinique, a indiqué des signes distinctifs tirés des douleurs et de l'hémorrhagie, qui se présentent dans ces deux cas : dans le premier, l'hémorrhagie apparaît avant la douleur, et celle-ci augmente avec l'écoulement; le col est entr'ouvert, le caillot qui s'y présente est d'une forme irrégulière, ou bien on peut sentir comme une vessie de forme arrondie, se tendant et augmentant de volume pendant la contraction douloureuse de l'utérus. Dans la dysménorrhée membraneuse, au contraire, les douleurs ont lieu avant l'écoulement sanguin, et diminuent lorsque celui-ci est établi, pour cesser brusquement après l'expulsion du produit. Ces signes ont une certaine valeur dans le diagnostic, mais ils ne suffisent pas pour le préciser, et celui-ci ne peut réellement s'établir qu'à l'aide des commémoratifs et de l'examen minutieux des produits expulsés. On doit donc s'enquérir de toutes les circonstances qui ont précédé l'accident, de l'état des organes génitaux, des troubles antérieurs des fonctions menstruelles, de l'existence de la leucorrhée ou d'accidents dysménorrhéiques semblables, et c'est surtout l'ensemble de tous ces signes qui permettra dans les cas difficiles d'arriver à un diagnostic très-probable, sinon infaillible.

Il est d'autres cas indépendants de l'avortement qui peuvent simuler la dysménorrhée membraneuse ; nous voulons parler de certains caillots de sang expulsés dans la dysménorrhée consécutive à l'endométrite chronique. Après avoir séjourné quelque temps dans la cavité externe, ces caillots, perdant une partie de leurs éléments les plus liquides, peuvent se stratifier et former des lambeaux de différentes épaisseurs ; dans certains cas même, ils deviennent aplatis, prennent l'aspect membraneux, ce qui fait que souvent on les a pris pour des morceaux de membranes exfoliées de l'utérus. Nous citerons à cet égard une observation rapportée par M. Raciborski : « Il s'agit d'une dame de 50 ans, réglée à 16 ans, dont la menstruation était pénible et sujette aux retards. Mariée à 21 ans, elle eut un an après un enfant qu'elle nourrit pendant plus d'une année. Depuis lors, jusqu'à ce jour, elle était prise de nausées et de vomissements accompagnés de violentes coliques dans le ventre et d'une perte souvent très-forte, jusqu'à produire des syncopes. Ces souffrances devenaient quelquefois intolérables et ne cessaient qu'avec l'expulsion des *portions charnues* que nous venons de décrire. L'examen microscopique de ces produits expulsés, fait par M. Robin, permit de reconnaître qu'ils étaient constitués par de simples concrétions sanguines n'offrant aucun des caractères propres à la tunique interne de l'utérus. »

En citant cette observation, nous avons voulu mentionner le moyen le plus prompt et le plus sûr pour arriver au diagnostic.

De même devra-t-on avoir recours au microscope pour distinguer l'exfoliation pathologique de la muqueuse utérine d'avec celle du vagin. Nous avons déjà mentionné les différences anatomiques qu'elles présentent, et nous croyons inutile d'y revenir.

Le pronostic de la dysménorrhée membraneuse, envisagé d'une façon générale, est grave, et sa gravité résulte non-seulement des phénomènes sérieux qui peuvent l'accompagner, mais aussi des lésions qui lui donnent naissance et des conséquences fâcheuses qu'elle peut entraîner. De tous les faits que nous avons observés, nous n'en avons rencontré que deux de guérison radicale et complète. Dans la plupart des autres, une amélioration assez notable a été obtenue, mais, le plus souvent, elle n'a eu lieu qu'au bout d'un temps assez long, qui peut dépasser plusieurs années ; nous n'avons cependant trouvé aucun fait de terminaison fatale.

Un des accidents le plus à redouter qui puissent résulter de cette maladie est la stérilité, qui serait, suivant Graily Hewitt, la compagne habituelle de la dysménorrhée membraneuse; elle résulterait, suivant cet auteur, de l'altération pathologique de la membrane muqueuse utérine, qui ne serait plus apte à recevoir, en temps opportun et dans les conditions voulues, l'œuf fécondé, lorsqu'il arrive dans la cavité utérine. La stérilité se trouve, en effet, mentionnée dans la plupart de nos observations ; mais cependant elle n'est pas constante, et la fécondation est possible dans certains cas, comme le prouve l'observation de Morgagni. Chez sa malade, en effet, la fécondation eut lieu, mais elle fut suivie d'un avortement au troisième mois. Dans un cas rapporté par Henning, la malade, après avoir expulsé à six reprises différentes des produits membraneux pendant les six premiers mois de son mariage, finit par se rétablir si complétement, que trois mois après elle devenait enceinte et avait une bonne grossesse. Ces résultats suffisent à faire comprendre combien est fâcheux le pronostic de cette affection, qui doit être toujours subordonné à celui de l'affection primitive qui lui a donné naissance.

TRAITEMENT.

Le traitement de la dysménorrhée membraneuse comprendra plusieurs indications qui varieront suivant la constitution des sujets, les causes de la maladie, l'époque à laquelle on est appelé à la soigner, et suivant aussi les complications qui peuvent coexister.

Nous ne pouvons entrer dans tous les détails qu'exigerait une aussi longue étude; du reste, l'inefficacité habituelle des moyens dirigés contre la maladie nous autorise à être bref sur ce point. Nous ne présenterons donc ici que quelques considérations thérapeutiques résultant de la nature même de la maladie.

D'après ce que nous avons dit, la dysménorrhée membraneuse étant liée le plus souvent à l'endométrite ou au catarrhe utérin, c'est à ces affections qu'il faudra s'adresser tout d'abord si l'on veut obtenir une guérison radicale. Nous n'insisterons pas sur les agents thérapeutiques que l'on devra mettre en usage, et dans tous les cas, ils ne devront être appliqués que dans l'intervalle des accidents dysménorrhéiques, et ils devront du reste être modifiés suivant le tempérament et la constitution des malades. Si l'on a affaire à des femmes robustes et pléthoriques, on devra recommander les émissions sanguines locales, les applications de sangsues au col, préconisées par Tilt et Hewitt, ou à la région inguinale (Oldham); des ventouses à la région lombaire, l'application de larges vésicatoires sur le sacrum peuvent aussi rendre de grands services. On peut ajouter des bains tièdes et émollients assez prolongés. Mais, comme dans la plupart des cas on a affaire à des femmes chlorotiques, comme le prouvent les observations de Dubois, Puech, Hegar et Tilt, il faudra être sobre d'émissions sanguines et insister plus particulièrement sur les résolutifs et en particulier sur l'emploi des mercuriaux dont les médecins anglais semblent faire un fréquent usage. Il est bien entendu que l'état général devant être pris en considération, on soumettra les malades à un régime tonique et reconstituant, en ayant recours aux préparations de fer et de quinquina.

A ces moyens généraux doit être ajouté un traitement hygiénique consistant dans la proscription formelle des rapports sexuels ou de toute excitation génitale qui pourraient, en amenant des congestions dans l'appareil utérin, exciter ou accroître l'inflammation préexistante.

Les malades devront rester dans un calme parfait, éviter les longues marches, les exercices violents et les fatigues de toutes sortes et ces précautions devront être prises d'autant plus rigoureusement que l'époque menstruelle sera plus voisine.

Jusqu'ici, nous ne nous sommes occupé que des indications à remplir dans les intervalles des crises cataméniales. Quels sont maintenant les agents que l'on devra employer au moment des accès dysménorrhéiques ? En analysant les phénomènes morbides qui les accompagnent nous trouvons deux éléments primordiaux qui devront avant tout attirer l'attention et auxquels devront s'adresser des agents particuliers ; nous voulons parler, d'une part, de la douleur si cruelle pour les malades, et d'autre part, de l'expulsion difficile de la membrane exfoliée. Après avoir calmé l'intensité de ces paroxysmes périodiques, le médecin devra tâcher d'en prévenir le retour s'il ne peut parvenir à les dissiper complétement. La douleur est efficacement combattue par les narcotiques et même au besoin par les anesthésiques, c'est dans ce but que l'on pourra faire usage des diverses préparations d'opium ou de belladone, soit appliquées localement sous forme de liniment ou de pommade, soit administrées à l'intérieur en lavement ou en pilules.

MM. Debout et Aran ont préconisé les préparations de chanvre indien ainsi formulées :

Lupulin..................	20 centigr.	Mêlés pour une pilule.
Extrait de chanvre indien..	1 —	

A prendre une pilule le matin et trois le soir, à partir de l'apparition des premiers accidents.

Si les narcotiques étaient insuffisants, on pourrait avoir recours aux anesthésiques, parmi lesquels nous placerons au premier rang le bromure de potassium. Ce médicament en effet, d'après les intéressantes recherches de MM. Martin-Damourette et Pelvet, jouit de propriétés anesthésiques et amyosthéniques et doit, par conséquent, trouver ici sa place, puisque la douleur n'est pas seulement un phénomène purement nerveux, mais qu'elle dépend en majeure partie des contractions utérines destinées à expulser la muqueuse exfoliée. Le succès de cette médication a du reste été confirmé par M. Raciborski qui a fait usage de la mixture suivante :

Décoction de feuilles de noyer...	90 grammes.
Eau de mélisse...................	30 —
Bromure de potassium..........	2 —
Sirop d'écorce d'oranges amères...	15 —

A prendre par cuillerées toutes les heures ou au besoin toutes les demi-heures.

Si les douleurs sont excessives, on peut essayer, avec

MM. Bennet et Aran, de les calmer par des inhalations d'éther ou de chloroforme, mais nous croyons que ces moyens extrêmes ne devront être employés que lorsque tous les sédatifs se seront montrés impuissants. Il nous semble préférable, pour apaiser les phénomènes douloureux, de tenter auparavant des pulvérisations d'éther faites sur l'hypogastre ou sur la région des ovaires à l'aide de l'appareil de Richardson, ou même des injections d'acide carbonique dans la cavité utérine ou mieux des douches gazeuses sur le col.

Quant aux moyens mécaniques destinés à favoriser l'expulsion de la membrane dysménorrhéale, la plupart des auteurs, et parmi eux Tyler Smith, Tilt, et M. Huguier, ont peut-être trop insisté sur leur emploi. Car la difficulté d'expulsion de la muqueuse exfoliée est bien moins due à l'obstacle apporté à l'écoulement du sang par la membrane engagée dans la cavité cervicale qu'à la difficulté de la dilatation du col enflammé. On pourrait donc craindre que l'abus des agents de dilatation du col n'augmentât encore l'inflammation de cet organe. Cependant, par ce moyen, Ashwell dit avoir grandement soulagé les malades. « Dans certains cas, dit Tilt, il est bon d'élargir l'ouverture interne du col par des moyens mécaniques, facilitant ainsi le passage aux produits menstruels : l'état du canal fera juger de l'opportunité de ce dernier procédé. » Malgré l'autorité de ces auteurs, nous croyons prudent de s'abstenir, dans la majorité des cas, de semblables moyens, et préférable de tenter auparavant l'emploi de frictions belladonées sur le col utérin, qui ont le double avantage d'en favoriser la dilatation tout en calmant la douleur. Enfin, après avoir essayé de combattre les douleurs et d'atténuer les accidents, il reste encore à en prévenir le retour. Dans ce but, certains auteurs ont cherché à éviter le décollement de la muqueuse qui survient à chaque période menstruelle, et, pour cela, ils ont fait usage d'injections intra-utérines astringentes ou cathérétiques (Charpignon, Henning). D'autres ont cautérisé la cavité utérine avec le crayon de nitrate d'argent, et ce moyen a très-bien réussi entre les mains de MM. Tilt et Hegar. M. Scanzoni dit en avoir fait usage et n'avoir jamais obtenu que l'aggravation des symptômes. De simples cautérisations du col pratiquées deux fois par mois paraissent avoir amené une assez prompte amélioration chez une malade de M. Puech.

Ces résultats différents tiennent surtout à la nature de la lésion primitive ou des complications qui les accompagnaient, et l'on comprend que la dysménorrhée membraneuse résiste à toutes les tentatives thérapeutiques, si l'on ne peut agir efficacement sur la cause qui l'a produite.

Pour compléter notre description et confirmer en même temps les considérations que nous avons exposées dans notre travail, nous le terminerons par la relation de deux faits intéressants à plusieurs points de vue, publiés par Tilt et Ashwell.

OBSERVATION VIII (1).

Une dame, âgée de 25 ans, de taille moyenne, de bonne constitution, vint me consulter en septembre 1860. A part un coryza très-violent qui la tourmentait depuis plusieurs années, la malade avait toujours joui d'une bonne santé jusqu'à son mariage, contracté à 23 ans. Menstruée à 15 ans, ses époques ont été régulières jusqu'à

(1) Tilt, Archives of medic., 1861, t. III, p. 96.

son mariage; depuis lors, les règles sont devenues douloureuses, difficiles, et ont presque toujours été accompagnées de l'expulsion, par le vagin, de substances membraneuses *semblables à de la chair*. La malade a aussi été fatiguée par d'abondantes flueurs blanches qui ne cédèrent pas à la médication tonique très-judicieuse qu'avait prescrite le Dr Hammond (d'Ipswich), lequel avait ordonné en même temps des injections vaginales. Il n'existait jusque-là aucune altération dans la santé générale et aucune douleur dans la région pelvienne, mais, deux mois environ avant de me consulter, elle se sentit faible et nerveuse et commença à se plaindre. Lorsque j'examinai la malade, je trouvai le col congestionné et douloureux; les deux lèvres étaient profondément excoriées et si rouges qu'elles ressemblaient à une framboise. Ces symptômes s'améliorèrent sous l'influence de quelques applications de nitrate d'argent solide ou en solution. L'époque des règles étant arrivée, comme il ne se faisait qu'une évacuation fort minime de mucosités rougeâtres, je conseillai des bains de pieds chauds, des injections vaginales d'eau chaude et des cataplasmes chauds sur l'abdomen. Le flux menstruel apparut avec une telle abondance et de telles douleurs qu'on dut faire venir M. Powell, (de Wandsworth road). Au milieu du sang menstruel, ce praticien découvrit un sac intact qui ne contenait que du sang liquide et pas la moindre trace de fœtus. Quand je vis à mon tour la malade, elle était affaiblie par la perte de sang; l'abdomen n'était pas douloureux, mais le col était très-sensible à la pression. La surface, érodée, était d'un rouge très-vif et l'écoulement leucorrhéique très-abondant. Je cautérisai la surface enflammée avec le crayon de nitrate d'argent, et je prescrivis des injections d'alun et de sulfate de zinc, des frictions d'onguent mercuriel belladoné, deux fois par jour, au-dessus du pubis, et de l'iodure de potassium dans une infusion de racine de gentiane.

Le produit utérin, quand on me l'apporta, après trois jours de macération dans l'alcool, se composait de deux fragments qui, ajustés ensemble, représentaient exactement le moule de la cavité utérine régulièrement distendue. Ces fragments avaient environ 2 pouces et demi de longueur, 1 et demi de largeur et 1 ligne d'épaisseur. Une face de ces membranes avait l'apparence rugueuse et floconneuse de la muqueuse utérine quand elle se détache de la matrice; l'autre était polie, lisse et criblée de petits trous correspondants aux glandes utérines. A la suite de l'expulsion de ces membranes, la malade en rendit encore, au rapport de M. Hammond, deux autres fragments accompagnés de pertes de sang assez considérables. En février, deux autres portions furent rejetées. La même chose arriva au mois de mars et tous les mois jusqu'en septembre, à chaque menstruation, excepté une seule. Depuis cette époque, je suis parvenu à éloigner l'exfoliation pendant un mois ou deux en appliquant des sangsues au col de l'utérus avant la menstruation, et j'ai toujours grandement allégé les souffrances par le traitement que j'ai indiqué plus haut.

OBSERVATION IX (1).

En janvier 1837, je fus appelé auprès de Mme X..., âgée de 20 ans. Délicate et d'aspect strumeux, elle s'est mariée il y a deux ans et a eu bientôt après un avortement, et depuis n'est pas devenue enceinte. Les symptômes actuels sont une menstruation extrêmement douloureuse, accompagnée de l'expulsion de caillots et de fragments membraneux. Avant le mariage, la malade a souffert des mêmes douleurs, mais à un moindre degré. Quelques mois après son mariage, la dysménorrhée fut sensiblement améliorée, mais son état s'est aggravé depuis son avortement. Aujourd'hui, elle éprouve des douleurs dans l'hypogastre, les lombes et les aines quelques jours avant l'époque menstruelle. Ces phénomènes s'accompagnent de fièvre, d'inappétence et d'insomnie. Les accidents dysménorrhéiques durent sept ou huit jours, et la malade, épuisée, reste encore couchée huit jours. La leucorrhée se montre pendant tout l'intervalle des menstrues.

En mai, la malade n'était pas mieux; elle était amaigrie et se plaignait constamment de douleur et de cuisson au col de la vessie; le coït déterminait de vives souffrances. En examinant la malade, je trouvai la partie inférieure du col de l'utérus élargie et dure; le col était hypertrophié et induré, le museau de tanche était épais et ses lèvres rugueuses. L'organe entier était augmenté de volume et, en le relevant avec le doigt, la malade se sentait immédiatement soulagée. Je prescrivis un traitement mercuriel et recommandai à la malade de garder le repos horizontal et de s'abstenir complétement de rapports sexuels.

20 juin. 3 grains de pilules bleues chaque soir, décoction de salsepareille avec 2 grains de quinine deux fois par jour; diète.

Le 24. Salivation; état à peu près stationnaire.

(1) Ashwell. Practical treatise on the diseases peculiar to women. 2e édition, 1846, p. 117.

10 août. Amélioration notable ; menstruation moins douloureuse ; la salivation persiste.

25 septembre. Le traitement mercuriel est abandonné et les deux périodes suivantes se sont passées sans douleur, sans expulsion de caillots ni de membranes.

En explorant deux fois depuis cette époque le col de l'utérus, j'ai trouvé qu'il n'était plus induré et qu'il avait repris son aspect normal. Le corps de cet organe était revenu à ses dimensions premières. La malade est restée longtemps encore dans le pays et, après un séjour au bain de mer, elle a entièrement recouvré la santé.

CONCLUSIONS.

1° L'existence de la dysménorrhée membraneuse doit être considérée comme incontestable, car elle présente des caractères anatomo-pathologiques bien tranchés, et s'accompagne de phénomènes morbides spéciaux qui ne permettent pas de mettre en doute sa réalité.

2° Cette affection n'est pas un entité morbide ; elle n'est qu'un symptôme de lésions plus ou moins éloignées des organes génitaux : elle est liée dans la majorité des cas à une inflammation aiguë ou catarrhale de la muqueuse utérine.

3° On peut en distinguer deux formes : l'une très-rare, à laquelle selon nous on doit réserver le nom de dysménorrhée *pseudo-membraneuse*, ou mieux *exsudative*, et qui dépend toujours d'une endométrite ; l'autre caractérisée par l'hypertrophie de la muqueuse utérine et par son expulsion partielle ou totale, survenant toujours aux époques menstruelles : c'est la dysménorrhée *membraneuse* ou *exfoliante*.

4° Cette dernière forme, de beaucoup la plus fréquente, doit être séparée de l'avortement ovulaire, malgré les nombreuses analogies qu'elle peut présenter avec cet accident.

5° La dysménorrhée membraneuse est toujours de longue durée, et souvent rebelle à toutes les tentatives thérapeutiques : fâcheuse en raison des phénomènes douloureux qui l'accompagnent, et de leur fréquente répétition, elle peut entraîner en outre de graves conséquences, dont la stérilité n'est pas la moins fréquente.

Pour terminer cette étude, et faciliter les recherches ultérieures qui pourraient être entreprises sur ce sujet, nous allons présenter ici la liste des observations qui ont été publiées sur la dysménorrhée membraneuse, avec l'indication des sources où nous les avons puisées, et nous y ajouterons les cas qui présentent quelques points de ressemblance avec cette affection, mais que nous avons cru devoir en séparer, les uns parce qu'ils nous ont semblé devoir se rapporter à des avortements ovulaires, les autres à des lésions tout à fait étrangères, et les derniers enfin ne renfermaient pas assez de détails précis pour qu'on pût les ranger dans le premier groupe.

Ce tableau servira de complément aux indications bibliographiques que nous avons données dans le courant de notre travail.

INDEX BIBLIOGRAPHIQUE.

I. — *Observations de dysménorrhée membraneuse.*

1° Ashwell. Practical treatise on the diseases peculiar to women. 2ᵉ édition, 1846, p. 117.

2° Bouchacourt (Dysménorrhée pseudo-membraneuse). Journal de médecine de Lyon, 1er avril 1868.

3° Charpignon. Gazette des hôpitaux, 1854, p. 114.

4° Davaine. Gazette médicale, 1865, p. 771.

5° Dubois. Gazette médicale de Paris, 1847, n° 37.

6° Hegar. Monatsschrift für Geburtskunde und Frauenkrankheiten, tome XXII, p. 176.

7° Henning. Monatsschrift für Geburtskunde und Frauenkrankheiten, tome XXIV.

8° Hewitt (deux observations). Du diagnostic et du traitement des maladies des femmes, p. 479 ; 1863.

9° Morgagni. Tome VII, lettre 48, p. 371.

10° Oldham. London medical Gazette, 1846, tome II, p. 970.

11° Puech. Courty. Traité pratique des maladies de l'utérus, 1866, p. 419.

12° Tilt. Archiv of Medic., tome III, p. 96; 1861.

13° Tyler Smith. The Lancet, 18 juin 1855, tome Ier, p. 608.

14° Valleix. Guide du médecin praticien, 5ᵉ édition, tome V, p. 70.

II. — *Cas douteux ou discutables.*

1° Boivin et Dugès. Traité des maladies de l'utérus, tome II, p. 419.

2° Chaussier. Lettre. Traduction de Rigby et Duncan par Mme Boivin, p. 374.

3° Collomb (trois observations). Œuvres médico-chirurgicales ; Lyon, 1798.

4° Delore. Journal de médecine de Lyon, 1er avril 1868.

5° Dufour. Bulletins de la Société anatomique de Paris, 1856, 31ᵉ année, p. 321.

6° Farre (deux observations). Archiv. of medic., 1858-59, tome Ier p. 71.

7° Follni. Bulletin de la Société de biologie, 1849.
8° Laboulbène et Dutard. Bulletins de la Société de biologie, tome II, 1850.
9° Lebert. Bullelin de la Société de biologie, 1850.
10° Raciborski (deux observations). De l'exfoliation physiologique et pathologique de la membrane interne de l'utérus, 1857. Moniteur des hôpitaux.
11° Tilt. Archiv. of medic., tome III.
12° Tinel. Thèse ; Paris, 1858.
13° Vannoni. Tilt, Archiv. of medic., tome III.

FIN

Paris. A. Parent, imprimeur de la Faculté de Médecine, rue Mr-le-Prince, 31.

www.ingramcontent.com/pod-product-compliance
Ingram Content Group UK Ltd.
Pitfield, Milton Keynes, MK11 3LW, UK
UKHW020332250726
13967UKWH00005B/1994